Einführung in die
»Neue« Empfindungsmethode

Band I Fallaufnahme

Dr. Rajan
Sankarans

Einführung in die »Neue« Empfindungsmethode

Band I
Fallaufnahme

von Melissa Burch & Susana Aikin

Übersetzt und überarbeitet von
Dr. med. Jürgen Faust,
Dr. med. Greta Hieronymus-Faust
und Felicia-Ann Hubrich

Faust Verlag

Faust Verlag
Verlag für homöopathische Literatur
Friedberger Str. 73 · 86161 Augsburg
Telefon (08 21) 55 50 61
Fax (0 82 33) 84 99 40
www.faustverlag.de · info@faustverlag.de

Titel der amerikanischen Originalausgabe:
Dr. Rajan Sankaran's Correspondence Course
Vol. I: Casetaking
Written by Melissa Burch & Susana Aikin
Published by Inner Health, Inc.

ISBN 978-3-929911-21-3

Über die Autoren:

Melissa Burch

CCH (Cerified Classical Homeopath) der „New York School of Homeopathy", arbeitete in Indien mit Dr. Nandita Shah und Dr. Rajan Sankaran in Bombay.

Sie verfasste die jetzt in Deutsch erscheinende Buchserie „Dr. Rajan Sankarans Einführung in die Neue Empfindungsmethode" in Englisch. Originaltitel „Dr. Rajan Sankaran's Correspondence Course" und editierte weitere Bücher Rajan Sankarans wie „ Insight into Plants", Bd. I, II.

Sie organisiert und unterstützt professionelle homöopathische Organisationen und ist Präsidentin der „Inner Health, Inc.", USA, einer Organisation, die homöopathische Behandlung anbietet, Ausbildungen in Homöopathie organisiert und die Verbreitung der Homöopathie als Aufgabe sieht.

Klassische Homöopathin mit langjähriger Erfahrung. Sie praktizierte in Indien mit ein Jahr Dr. Nandita Shah. In Zusammenarbeit mit Dr. Rajan Sankaran entstand die vorliegende „Einführung in die Neue Empfindungsmethode.

Susana Aikin

CCH (Certified Classical Homeopath), der "New York School of Homeopathy". Klassische Homöopathin, mit langjähriger praktischer Erfahrung in New York.

Mitbegründerin von "Homeopathy in the City", einer homöopathischen Poliklink in St. Mark's Womens Shelter in Brooklyn, NY. Praktiziert zur Zeit in Madrid.

Präsidentin der AEHU (Spanische Vereinigung für klassische Homöopathie), verbunden mit dem ECCH (European Council of Classical Homeopathy).

Inhalt

Vorwort

Rajan Sankaran ist einer der großen homöopathischen Vordenker unserer Zeit. Seit den 80er Jahren entwickelt er eine Methodik, die Schritt für Schritt aus den Erfahrungen in der Praxis weiterentwickelt wird.
Basierend auf den Grundlagen der klassischen Homöopathie nach Hahnemann, Kent, Phatak und v. Boenninghausen, entwirft er das Konzept der „zentralen Störung" und vertieft es zu einem „System der Homöopathie". Den bisher letzten Entwicklungsschritt wagten Sankaran und seine Mitarbeiter Anfang dieses Jahrtausends mit dem „Konzept der Vitalempfindung". Die Erfolge bei der Behandlung ihrer Patienten gaben ihnen Recht. Mittlerweile ist die Methode ausgereift und wird von vielen Homöopathen in aller Welt mit Begeisterung praktiziert.

Die vorliegende Serie von 4 Bänden führt in diese „Neue" Empfindungsmethode ein.

Als „Lernbücher" konzipiert, erklären und entwickeln die Autorinnen Schritt für Schritt den Weg, diese Methode anzuwenden und nach ihr zu verschreiben.

Ausführliche Theorie zur Methode, Anweisungen und Tipps, Hinweise auf Schwierigkeiten und Fallstricke in der Anamnese und Analyse sowie praktische Übungen und „Sankaran-Fälle", um das Gelernte zu überprüfen machen diese Bücher für den Praktiker so wertvoll.

Die Bände:

1. *Fallaufnahme*
2. *Ebenen*
3. *Naturreiche*
4. *Miasmen*

In den USA wurden die Lernbücher mit großem Erfolg am Inner Health Institut für Klassische Homöopathie eingesetzt. Für uns gab das den Anreiz, sie auch der deutschsprachigen Leserschaft zu präsentieren.

Augsburg, Februar 2009

Jürgen Faust
Greta Hieronymus-Faust

A

Die alte Methode im Vergleich mit der neuen Methode

Bei dieser Aufsuchung eines homöopathisch spezifischen Heilmittels, das ist, bei dieser Gegeneinanderhaltung des Zeichen-Inbegriffs der natürlichen Krankheit gegen die Symptomenreihen der vorhandenen Arzneien um unter diesen eine, dem zu heilenden Übel in Ähnlichkeit entsprechende Kunstkrankheits-Potenz zu finden, sind die ***auffallendern, sonderlichen, ungewöhnlichen und eigenheitlichen (charakteristischen) Zeichen und Symptome*** *des Krankheitsfalles, besonders und fast einzig fest in's Auge zu fassen; denn vorzüglich diesen, müssen sehr ähnliche, in der Symptomenreihe der gesuchten Arznei entsprechen, wenn sie die passendste zur Heilung sein soll. Die allgemeinern und unbestimmtern: Eßlust-Mangel, Kopfweh, Mattigkeit, unruhiger Schlaf, Unbehaglichkeit u.s.w., verdienen in dieser Allgemeinheit und wenn sie nicht näher bezeichnet sind, wenig Aufmerksamkeit, da man so etwas Allgemeines fast bei jeder Krankheit und jeder Arznei sieht.*

Zitat: Samuel Hahnemann
§153, Organon der Heilkunst, 6. Auflage

Seit Hahnemann suchen Homöopathen nach dem Auffallenden, Sonderlichen, Ungewöhnlichen und Eigentümlichen in einem Fall, um damit eine akkurate Verschreibung für den Patienten zu ermöglichen. In diesem Sinne war die Fallaufnahme stets darauf ausgerichtet, die kleinsten Details eines Falles herauszuarbeiten, um mit ihnen, als wesentlichem Element, das Heilmittel zu finden. Schlüsselsymptome (keynotes) von Arzneimitteln waren ein Ansatz, wesentliche Merkmale potenzierter Substanzen zu beschreiben. In den letzten paar Jahrzehnten nutzten Homöopathen mentale und emotionale Charakteristika, um den Zustand eines Patienten in seiner Gesamtheit zu erkennen und Arzneimittel auf diese Weise letztendlich voneinander zu differenzieren. Erst vor relativ kurzer Zeit führte ein tiefgreifenderes Verständnis jenes mentalen und emotionalen Zustands dazu, die zentrale Wahnidee als den Kern eines Falles zu definieren und als eine Methode der akkuraten Mittelfindung zu nutzen. An diesem Punkt geschah es, dass Homöopathen sich so eingehend wie noch nie zuvor mit den Geist/Gemüt- und Traumrubriken der Repertorien befassten und auf diese Weise hervorragende Mittel für viele ihrer Fälle fanden.

In der Vergangenheit ließ ein Homöopath den Patienten seine physischen und emotionalen Beschwerden beschreiben, währenddessen er die außergewöhnlichen Symptome aufgriff, um bis auf den Grund des mentalen Zustands zu gelangen. Der Schwerpunkt lag hauptsächlich auf dem Verständnis emotionaler Phänomene und auf der anschließenden Bestätigung dieses Bildes über körperliche und allgemeine Symptome.

Wie auch immer, diese Herangehensweise hat sich oftmals als schwierig und verwirrend erwiesen, insbesondere dann, wenn sich der Zuhörer in der gehörten Geschichte mehr verirrt hat als den wirklichen Zustand des Patienten zu erkennen und zu verstehen. Das Hauptproblem dieser Methode lag darin, dass es für den Therapeuten schwer war, jegliche Form der Interpretation in Bezug auf Geschichten, die der Patient erzählte, oder emotionale Zustände zu vermeiden, auch wenn er sich noch so sehr bemühte, unvoreingenommen zu beobachten. Wenn wir mit emotionalen Zuständen und Wahnideen arbeiten, kann das durchaus zu Verwirrung führen, wenn wir versuchen, das Naturreich und das Miasma eines Falles zu bestimmen. So manche „objektive“ Fallaufnahme endete als subjektive Theorie.

Um die Problematik von Interpretationen bei einer Fallaufnahme zu vermeiden, wird hier eine neue Methode vorgestellt, bei der der Homöopath danach strebt, eine noch tiefere Empfindungsebene seines Patienten aufzudecken: die **Vital-Empfindung**. Diese Vital-Empfindung führt direkt zum Arzneimittel und lässt weitaus weniger Spielraum für Interpretation oder Übertragung während der Anamnese. Mit dieser neuen Methode konzentriert sich der Homöopath vorerst auf die Hauptbeschwerde, um über diese zur Vital-Empfindung zu gelangen. Diese Vital-Empfindung durchdringt den gesamten Fall und ist auf jeder Ebene wiederzufinden.

Während herkömmliche Anamnesearten versuchten, über die Peripherie zum Kern des Falles zu gelangen, ist es Ziel der neuen Methode, direkt und unmittelbar am Kern anzusetzen und von dort weiterzuarbeiten.

Diese neue Methode vertraut auf die abstrakte, auf Erfahrung des Patienten basierende Sprache. Sie umgeht damit eine rationale und logische Sprache und lässt kaum Raum für begriffliche Ausmalungen. Somit ist diese Methode weitaus direkter und, korrekt angewandt, führt sie zu höheren Erfolgsraten bei der Verschreibung.

Warum sich jedoch auf die Hauptbeschwerde als den zentralen Ursprung der Vital-Empfindung konzentrieren? Warum nicht auf irgendeinen anderen Bereich des Patienten? Zunächst einmal ist es die Hautbeschwerde, die den Patienten dazu veranlasst, einen Homöopathen aufzusuchen. Somit ist nach Ansicht des Patienten die Hauptbeschwerde genau diejenige, die auch geheilt werden sollte. Außerdem ist die Hauptbeschwerde als die Spitze des Eisbergs erkannt worden, als akute Manifestation des Gesamtzustandes. Betrachtet man den Fall als ein mehrdimensionales Gebilde, zeichnet sich in der Hauptbeschwerde die perfekte mehrdimensionale Erscheinungsform der Gesamtheit ab. Ein winzig kleiner Teil des Menschen spiegelt die Totalität – die mikrokosmische Ansicht des Makrokosmos.

Bleibt der Homöopath aufmerksam bei der Hauptbeschwerde, tut sich vor ihm ein abstraktes Bild des Ganzen, der Gesamtheit des Zustands auf, das kaum rationale, emotionale oder kulturelle Interpretationen zulässt. Körper und Geist drücken gleichermaßen dasselbe Phänomen aus, dieselbe Störung und dasselbe vitale Problem. Wenn wir die rohe und ungefilterte Erfahrung und Empfindung des Patienten in der Hauptbeschwerde erwecken, kann der Homöopath direkt die Urquelle der Information vor sich sehen, direkt in die vitale Sphäre des Falles blicken, die ihn zu einer tieferen und präziseren Verschreibung führt.

Dies ist die hauptsächliche Veränderung im Vergleich zu herkömmlichen Herangehensweisen, bei denen der Homöopath mit weitläufigen und scheinbar nicht zusammenhängenden Angaben beginnt, um sich dann, Schritt für Schritt, weiter ans Zentrum heranzutasten. Viele Verschreibungen beruhten auf einer Sammlung von Symptomen, die auf ein Mittel zutrafen. Nicht selten basierte eine Verschreibung auf einem gemeinsamen zugrunde liegenden Thema, wie zum Beispiel Verantwortung bei Aurum oder Furcht vor dem Tod bei Arsen, Schock bei Aconit, usw. Bei diesem Konzept waren bestimmte Themen für bestimmte Arzneimittel maßgebend. Nach der neuen Methode kann der Homöopath nicht mehr in Themen denken, nicht einmal mehr in Wahnideen. Er muss noch tiefer in den Fall eindringen und das den Kern treffende Energiemuster finden, das sich durch alle Ebenen des Patienten zieht. Die Essenz nämlich, die die gesamte Verschreibung bestimmen wird.

Der Homöopath muss eine Ebene finden, auf der Sprache so abstrakt, ursprünglich und nicht-Menschen-spezifisch ist, dass die Kompensationsmaßnahmen des Patienten nicht in die Bewertung des Falles eingehen. Hier kommt die Vital-Empfindung ins Spiel: Sie ist etwas, das weder interpretiert noch erklärt, ja nicht einmal verstandesgemäß begründet werden kann. Doch sie ist es, die sich durch den gesamten Fall hindurch, auf allen Ebenen und auch im kleinsten Detail wieder ausdrückt. Und genau dann wird die Vital-Empfindung zum Generalschlüssel des gesamten Falles.

B

Die Vital-Empfindung

Früher war ich der Meinung, das Zentrum des geistigen Zustands sei der tiefste Punkt, den wir erreichen könnten. Als ich mich dann mit den Pflanzenfamilien beschäftigte, erkannte ich, dass die Wahnidee eines Patienten sich nicht ausschließlich auf den Geist beschränkt, sondern auch über die körperliche Ebene ausgedrückt wird. Und ich verstand: Der Kern des Befindens ist nicht lediglich eine Emotion oder ein Gefühl, sondern eine generalisierte, allgemein geltende Empfindung. Eine, die Geist und Körper verbindet. Ich nenne diese umfassende Empfindung die Vital-Empfindung, da sie etwas zutiefst Grundlegendes in Geist und Körper darstellt. Tatsächlich konnte ich erkennen, dass gar der gesamte geistige Zustand lediglich als eine Ausdrucksweise eben dieser Vital-Empfindung zu verstehen ist. Des weiteren habe ich verstanden, dass das Konzept der Vital-Empfindung nicht nur auf das Pflanzenreich bezogen ist. Was Krankheiten und in Arzneimitteln beschriebene Zustände betrifft, so habe ich erkennen können, dass diese Vital-Empfindung in allen Naturreichen vorkommt, sowohl auf körperlichen als auf emotionalen Ebenen.

Aus: Dr. Rajan Sankaran
Einblicke ins Pflanzenreich

Der letzte Entwicklungsstand in der Homöopathie sieht die Hauptbeschwerde als das direkteste Verbindungsglied zur Vital-Empfindung des Patienten. Die Vital-Empfindung liegt allem zugrunde und offenbart sich auf allen Zustandsebenen des Patienten. Deshalb muss sie in jedem einzelnen Detail des Falles bestätigt werden. Wenn zum Beispiel jemand sagt, er fühle sich eifersüchtig oder misstrauisch, oder ein anderes geistiges oder emotionales Symptom äußert, könnte man weiter fragen: Was erleben, was erfahren Sie dabei? Er antwortet vielleicht, er erlebe es, als würde er angegriffen oder als sei er erschrocken. Auf diese Weise wird eine emotionale Situation hinter dem Gemütssymptom „eifersüchtig" oder „misstrauisch" wahrgenommen, das in der herkömmlichen Fallaufnahme alleine aussagekräftig genug für eine Verschreibung gegolten hätte. Aber man sollte noch einen Schritt weiter gehen und den Patienten fragen, wie er dieses Angegriffensein erlebe und wahrnehme. An dieser Stelle erreicht der Fall einen Schnittpunkt, an dem Geist und Körper sich treffen. Hier könnte der Patient das Gefühl haben, etwas breche auseinander, brenne oder verdrehe sich. An genau diesem Punkt beschreibt er die Vital-Empfindung und wird seine emotionalen und auch körperlichen Symptome mit den gleichen Begriffen ausdrücken. An diesem Punkt hat man eine sehr tiefe Ebene erreicht und die Möglichkeit einer weitaus erfolgreicheren Verschreibung.

In vielen Fällen, in denen der Patient eine lokale körperliche Empfindung mit der Hauptbeschwerde in Verbindung bringt, wird diese gleiche Empfindung ebenfalls auf der emotionalen Ebene deutlich werden. Zum Beispiel sagt eine Patientin: „Wegen dieser Gelenkschmerzen im Knie fühle ich mich so steif und ich kann mich nicht bewegen." Auf der emotionalen Ebene beschreibt sie die Schwierigkeiten mit ihrer Schwiegermutter auf die gleiche Weise: „Ich fühle mich verängstigt (eine Emotion), als ob sie mich angreifen würde (eine Wahnidee). Ich fühle mich extrem steif und ich kann mich einfach nicht bewegen." In diesem Fall ist „Steifheit" und „nicht bewegen können" die Vital-Empfindung, die auf einer weitaus tieferen Ebene liegt als die Dualität von Geist und Körper.

Die Hauptbeschwerde repräsentiert die Kristallisation der Vital-Empfindung im körperlichen Bereich. Somit ist der Körper auch der beste Ort, um die Vital-Empfindung ausfindig zu machen. Sie ist die Urquelle, aus der alle vitalen Phänomene in ihrer rohen, ungefilterten Form zum Ausdruck kommen. Die Hauptbeschwerde darf keinesfalls vernachlässigt werden, denn sie gibt uns den ausschlaggebenden Anhalt dafür, um was es in dem Fall geht. Die Hauptbeschwerde formt das Fundament des Falls.

Die Ebene der Empfindung des Patienten liegt weit im Tiefen, sie liegt noch unterhalb der Ebenen von Emotion und Wahnidee. Nur auf dieser im Tiefen verborgenen Empfindungsebene kann der Homöopath die nicht-Menschen-spezifische Sprache erwecken, die die Vital-Empfindung ausdrückt. Die Vital-Empfindung entfaltet sich nach und nach und manifestiert sich durch den gesamten Fall hindurch, auch auf den Ebenen von Emotion und Wahnidee.

Indem wir diese Vital-Empfindung erforschen, werden wir feststellen, dass die Wahnidee eines Patienten nicht nur auf den geistigen Bereich beschränkt sein muss, sondern sich auch über den Körper Ausdruck verschaffen kann. Die ersten Hinweise auf die Vital-Empfindung äußern sich über die Hauptbeschwerde, und wenn diese Hauptbeschwerde ganz besonders sorgfältig erforscht und untersucht wird, wird sie uns zurück zur Vital-Empfindung führen.

Die Vital-Empfindung weist dem Therapeuten auch den Weg zum Naturreich, in dem der Fall liegt. Im Pflanzenreich drückt sich die Vital-Empfindung über Empfindlichkeit und Reaktivität aus. Im Tierreich über Themen, die sich ums Überleben drehen, wie Opfer/Angreifer, Wettkampf, Attraktivität, usw. Im Mineralreich dreht es sich bei der Vitalempfindung um Schwierigkeiten mit Struktur, Funktion, Auftreten und Leistung.

C

Die zentrale Bedeutung der Hauptbeschwerde

In der Vergangenheit waren viele Homöopathen der Meinung, sie würden einen Fall bereits verstehen, wenn sie nur genügend passende Symptome finden und diese zu einem Gesamtbild zusammenfädeln könnten. Das war die Basis einer Verschreibung. Die Hauptbeschwerde an sich wurde dabei oft unter dem Dogma vernachlässigt, Homöopathen sollten ja nicht primär die Pathologie behandeln, sondern stattdessen den Menschen, der diese Pathologie erlebt. Als Folge dieses Denkansatzes war der Therapeut oft ungeduldig, doch endlich mit der Hauptbeschwerde fertig zu werden, um zu den Geist- und Gemütssymptomen seines Patienten zu gelangen. Oft genug kam es vor, dass der Homöopath sich auf der Ebene der Gemütssymptome verfing, ohne die Empfindungsebene des Patienten zu erreichen. Im Gegensatz dazu erreicht der Therapeut mit der neuen Herangehensweise die Vital-Empfindung durch beständiges Dranbleiben an der Hauptbeschwerde. Dann, nachdem die Vital-Empfindung bereits zu Beginn der Fallaufnahme freigelegt worden ist, wird auf wunderbare Weise deutlich, inwiefern der gesamte Fall lediglich eine mannigfaltige Ausdrucksform einer allgemeinen, zentralen Empfindung ist.

Die Hauptbeschwerde äußert sich als verdichtete Form der Vital-Empfindung in dem Sinn, dass sie eine akute Manifestation des Gesamtzustandes unseres Patienten in einem bestimmten Moment von Raum und Zeit ist. Sie ist ein abstrakter Ausdruck des Gesamtzustandes und symbolisiert den Fall mit vereinfachten Elementen, die nicht rational oder durch Kompensationsmechanismen erklärt werden können. Nehmen wir das Beispiel eines erfolgreichen Geschäftsmanns, der unter Schwächeanfällen leidet (Hauptbeschwerde), sobald er überarbeitet ist. Er fühlt eine Schwäche (Empfindung) der unteren Extremitäten. Diese Empfindung von Schwäche ist der beste Ansatz für den Homöopathen, die Vital-Empfindung ausfindig zu machen. Sie ist die Urquelle, aus der heraus all die vitalen Phänomene in ihrer rohen, ungefilterten Form ausgedrückt werden. Die Hauptbeschwerde darf keinesfalls vernachlässigt werden. Sie ist der Hauptanhaltspunkt, um den sich der ganze Fall dreht. Sie formt das Fundament des Falls. Der Homöopath muss an der Hauptbeschwerde dranbleiben, sie in ihrer Tiefe untersuchen und verstehen, um eine Verschreibung erzielen zu können, die den Fall wirklich heilen wird.

Die Hauptbeschwerde ermöglicht uns direkten Zugang zum zentralen Zustand des Patienten, weil der Homöopath den Patienten an diesem Punkt dazu führen kann, seine Empfindungen zu beschreiben. Diese Empfindungen, obschon sie anfänglich lediglich mir körperlichen Symptomen assoziiert sind, können sehr schnell zum Aufdecken der Vital-Empfindung führen, die dem Gesamtzustand zugrunde liegt. Meistens drückt ein Patient eine lokale körperliche Empfindung in Verbindung mit seiner Hauptbeschwerde aus. In vielen Fällen können wir beobachten, dass diese gleiche Empfindung im emotionalen und mentalen Bereich wieder zutage tritt, ebenso wie in der Gesamtheit des Zustands an sich.

Anmerkung des Herausgebers: Die lokale Empfindung kann also der Vital-Empfindung entsprechen, muss aber nicht. Vorsicht! Das wird sich erst im Verlauf der Anamnese herausstellen.

In anderen Fällen drückt sich die Vital-Empfindung durch die Auswirkung der Hauptbeschwerde auf das Leben des Patienten aus. Zum Beispiel ein trockener Husten, der sich schwer anfühlt und der den Patienten an seiner Arbeitsstelle in Verlegenheit bringt. Die Empfindung von Schwere wird als eine Vital-Empfindung ausgedrückt. Nach weiterer Befragung schildert der Patient, er fühle sich unfähig in der Arbeit seine Ziele zu erreichen, da er sich schäme. (Emotionsebene)

In wiederum anderen Fällen kommt die Vital-Empfindung über die Modalität der Hauptbeschwerde zum Ausdruck. Zum Beispiel hat ein Patient Herzklopfen, das sich bei jeder Form von Aufregung verschlimmert und deutlich macht, dass der Patient durch Reize leicht stimuliert werden kann.

Nach genauerer Untersuchung des Falls stellt sich heraus, dass der Patient eine sehr lebhafte Einbildungskraft und Tagträume hat und sehr leicht in gehobene Stimmung verfällt oder freudig erregt wird. Diese Empfindungen, die ursprünglich der Verschlechterung durch (Über-) Stimulation zugeschrieben wurden, repräsentieren die Vital-Empfindung. Und zwar insbesondere die Empfindungen der Rubiaceen-Familie.

Die Hauptbeschwerde ist oftmals eine körperliche Beschwerde (Arthritis, Migräne, Magenschmerzen, usw.), kann sich aber auch als ein emotionales Symptom zeigen (Depression, Angstgefühl, Panikattacken, usw.). Die neue Methode begegnet emotionalen Beschwerden mit der gleichen Herangehensweise wie körperlichen, und zwar durch Befragung. Durch genaue Befragung wie diese Beschwerde im Körper und im Leben dieser Person erfahren und erlebt wird, mit dem Ziel, die Vital-Empfindung zu ermitteln. Zum Beispiel kommt ein Patient mit Depression und der Behandler fragt, wie diese Depression im Körper erlebt werde. Der Patient antwortet vielleicht, dort sei eine Empfindung von Schwere. Der Therapeut könnte auch fragen: „Wie erleben oder erfahren Sie diese Depression in Ihrem täglichen Leben?“ Und der Patient könnte antworten, sein Leben sei eine Last, die Last seiner Arbeit fühle sich zu schwer an und all seine Beziehungen seien sehr beschwerlich. Auf allen Ebenen hat die Vital-Empfindung einen Bezug zu Schwere.

Wenn wir einen Fall aufnehmen, kann uns die Geschichte des Patienten mitunter sehr in die Irre führen. Wie dem auch sei – über die Hauptbeschwerde erkennen wir das direkte Erleben des Patienten. Dieses Erleben zeigt das Energiemuster auf und den Kern, der dem Fall zugrunde liegt. Die Hauptbeschwerde repräsentiert die Ausdrucksform der unausgeglichenen vitalen Kraft innerhalb des körperlichen Bereichs. Die Empfindung, die über das sorgfältige Erkunden der Hauptbeschwerde zutage tritt, muss erneut und wiederholt in der restlichen Fallaufnahme bestätigt werden. Deshalb ist die Hauptbeschwerde die tragende Säule des Falles.

D

Gesetze und logische Folgesätze

In Bezug auf die Anamnese mit der neuen Methode wurden gewisse Gesetzmäßigkeiten festgestellt, die dem Therapeuten helfen, seine Patienten besser zu verstehen.

Drei Gesetze

Erstes Gesetz: Empfindung und Handlung sind gleich und entgegengesetzt.

Das Handeln eines Menschen richtet sich nach seiner Wahrnehmung, was ihm widerfährt. Beispiel: Ein Mensch, der sich beleidigt fühlt, wird ebenfalls mit einer Beleidigung reagieren wollen. Die Beleidigung kann als eine geistige oder als eine körperliche Erfahrung erlebt werden. Wenn eine Person das Gefühl hat, verletzt zu werden, wird sie im Gegenzug verletzen wollen. Und zwar mit der gleichen Intensität, mit der sie die Verletzung empfunden hat. Vielleicht ist sie sich dessen gar nicht bewusst oder führt es tatsächlich auch gar nicht aus, es ist jedoch die natürliche Tendenz.

Mercurius und *Platin* sind Arzneimittel, die Symptome mit mörderischen Impulsen beinhalten und gleichzeitig eine starke Furcht in sich tragen, getötet zu werden. Dieses Verlangen zu töten ist gleich und auch entgegengesetzt zu dem Empfinden oder der Angst, sie könnten ermordet werden. Das Mittel *Staphisagria* hat das Gefühl von Entrüstung und Ehrenkränkung und gleichzeitig das Symptom: *Gemüt; Wahnidee, Einbildung; minderwertig, hält andere für, und sich selbst für groß.*

Viele Mittel beinhalten Symptome spezifischer Empfindungen und ihrer entsprechenden Handlungsweisen. Dieses Gesetz ist besonders bei Arzneimitteln nützlich, deren Gesamtheit der Symptome durch Prüfungen oder klinische Fälle noch nicht aufgedeckt ist. Die Rubriken sind nicht vollständig und werden entweder durch die Handlung oder die Empfindung repräsentiert. Bei einem Mittel, von dem lediglich die Empfindung bekannt ist, muss die dazugehörige Handlung sowohl gleichgerichtet als auch gegensätzlich sein. Empfindung und Handlung sind die zwei unterschiedlichen Seiten derselben Münze.

Der praktische Aspekt dieses Gesetzes wird im folgenden Beispiel illustriert: Die Patientin war eine Frau mit subklinischer Lepra und heftigsten Hautläsionen an beiden Extremitäten. Ihr Mann war gelähmt. Außerdem hatte sie einen Sohn, der häufig Streit mit seiner Ehefrau hatte. Eines Tages verließ ihre Schwiegertochter im Anschluss an eine Diskussion abrupt das Haus und blieb für drei Jahre verschwunden. Sie ließ unsere Patientin zu einem Zeitpunkt im Stich, an dem diese sie am meisten gebraucht hätte. Der Sohn der Patientin wurde depressiv und vernachlässigte sein Geschäft. Die Patientin war vollkommen alleingelassen damit, für einen gelähmten Ehemann zu sorgen, für einen depressiven Sohn, dessen zwei kleine Kinder und das Ladengeschäft. Als sie nach ihren Gefühlen gefragt wurde, sagte sie jedoch, dass sie keinerlei Ärger empfinde. Sie fühle überhaupt nichts. Früher sei sie ärgerlich und auch ausfallend geworden, doch heute nicht mehr. Später starb ihr Ehemann, ihre Schwiegertochter kam zurück nach Hause, ihr Sohn tauchte aus seiner Depression auf und kümmerte sich wieder um das Geschäft. Die Patientin zeigte keinerlei Wut aus Furcht davor, die Schwiegertochter könne nochmals einfach weglaufen. Zu diesem Zeitpunkt entwickelte sie Lepra. Die Unterdrückung war so schwerwiegend in ihrem Fall, dass sie eine schwere Pathologie entwickelte anstatt ihre heftigen Emotionen auszudrücken.

Die Patientin hatte die Empfindung von ihrer Schwiegertochter im Stich gelassen worden zu sein, vollkommen allein zurückgelassen worden zu sein zu einem Zeitpunkt, an dem sie sie am meisten gebraucht hätte. Das Hauptsymptom ist „fühlt sich von ihren Verwandten alleine gelassen". Das Mittel *Secale cornutum* hat die Symptome:

Gemüt; Delirium;
Gemüt; Delirium; lässt ihre Angehörigen im Stich
Gemüt; verlässt, Im Stich lassen; Verwandte

Das ist das genaue Gegenteil dessen, was die Patientin erfahren hat. Im Arzneimittelbild von *Secale* werden diese Symptome als aktive Aktion repräsentiert, während die Patientin die Empfindung ausdrückt. Nach der Verschreibung von *Secale* ist ihr lepröser Ausschlag verschwunden.

In diesem Fall ist die Empfindung, von seinen Angehörigen im Stich gelassen zu werden. Die korrespondierende Reaktion müsste sein, die Angehörigen ebenfalls im Stich zu lassen, ob sie es nun tatsächlich durchführt oder nicht. Natürlich hat *Secale* das Symptom *Verlassenheitsgefühl*. Viel wichtiger jedoch ist, dass es das einzige Mittel ist in der Rubrik *Gemüt; Delirium; lässt ihre Angehörigen im Stich*. Das Verlassenheitsgefühl erläutert ihre Empfindung, die Ein-Mittel-Rubrik zeigt die Intensität und die Tiefe dieser Empfindung: verlassen worden zu sein, sogar von denen, die einem am allernächsten sind, von seinen eigenen Angehörigen. Dies ist ein gemeinsames Merkmal aller Mittel, die dem leprösen Miasma angehören, und *Secale cornutum* ist eines der Hauptmittel in der Behandlung der Lepra.

In *Secale cornutum* findet man außerdem die Ein-Mittel-Rubriken:

Gemüt; geringschätzig, verächtlich; Familienangehörigen, gegenüber und

Gemüt; Spotten; allgemein; Verwandten, über seine.

Natürlich liegt es nahe zu vermuten, dass auch das Gegenteil zutrifft. Das heißt, der Patient hätte das Gefühl, seine Angehörigen würden ihn geringschätzen und ihn verspotten, obwohl diese Symptome nicht unter dem Mittel verzeichnet sind. *Platin* ist ein weiteres Mittel mit dem Symptom Geringschätzigkeit, Verächtlichkeit, *Verachtung*. Demzufolge hat Platin ebenfalls das Symptom *Beschwerden durch geringschätzige Behandlung durch andere*. Also ist das Gefühl: verachtet zu werden, und die Reaktion ist: verachtend zu sein.

Manchmal ist es schwierig, die Empfindung oder das Miasma in einem Mittel zu verstehen. Als Hilfestellung können wir davon ausgehen, dass jede Empfindung einer Handlung oder der entgegengesetzten Handlung entspricht. Ebenso umgekehrt – jede Handlungsweise entspricht entweder dem Empfinden oder ist ihm entgegengesetzt. Dieses Gesetz trifft auf jeden Ablauf zu, den wir innerhalb der Symptomatologie finden können.

Zweites Gesetz: Von allem Gesagten ist das Gegenteil genauso wahr.

Wenn eine Person ein bestimmtes Thema sehr spontan aufbringt oder es betont, also ohne gezielt danach gefragt zu werden von sich aus mit einem Thema beginnt, weist das auf eine Empfindlichkeit in eben genau diesem Bereich hin. Diese Empfindlichkeit kann sich auf zwei verschiedene Arten äußern. Wenn ein Mensch von großen Selbstzweifeln bei öffentlichen Auftritten berichtet, bedeutet das, dass er gegenüber der Thematik, öffentlich vor einem Publikum zu sprechen, sehr sensibel ist. Auf der einen Seite weist das, wie der Patient selbst sagt, auf ein geringes Selbstwertgefühl hin. Doch auf der anderen Seite bedeutet es, dass genau dieser Mensch das Potential hat, ein sehr guter öffentlicher Redner zu sein, wegen genau dieser Sensibilität für dieses Thema. So ist es die Sensibilität, die ihn verängstigt, doch es ist auch die gleiche Sensibilität, die ihn zu einem Darsteller macht. Auch Furcht und Mut bzw. Tapferkeit sind zwei Seiten der gleichen Münze. Beweise für dieses Beispiel gibt es bei Mitteln wie *Argentum nitricum* oder *Argentum metallicum*. Menschen, die diese Mittel benötigen, gehören zu den hervorragenden öffentlichen Rednern, doch gleichzeitig können sie größte Angst vor ihrem Auftritt vor einem Publikum haben.

In einem anderen Beispiel dreht sich die Sensibilität um moralische Themen. Der Patient sagt, er reagiere äußerst empfindlich auf Betrug und Falschheiten. Das heißt ganz offensichtlich, dass es ihn sehr mitnimmt, wenn andere Leute sich so verhalten, und er selbst würde das niemals tun. Tatsächlich kann es auch heißen, dass er selbst fähig ist zu mogeln oder betrügerisches, unaufrichtiges Verhalten an den Tag zu legen. Genau die Verhaltensweisen, gegen die er sich so vehement ausspricht. Sensibilität auf etwas funktioniert in beide Richtungen, und daher ist das Gegenteil des Gesagten ebenso wahr.

Wenn eine Person ein bestimmtes Thema sehr betont, heißt das, dass ihre Empfindlichkeit genau in diesem Bereich liegt. Die Empfindlichkeit kann nur in Beziehung zum genauen Gegenteil existieren. Zum Beispiel kann ein weißer Gegenstand nicht vor einem weißen Hintergrund erkannt werden, er wird erst vor einem schwarzen Hintergrund sichtbar. Auf die gleiche Weise kann Liebe nur vor dem Hintergrund von Hass existieren und Schönheit nur im Gegensatz zu Hässlichkeit. Wenn ein Mensch Frieden betont, wird Gewalt ihm ebenso als Thema innewohnen. Wenn eine Person über ihre positiven Eigenschaften berichtet, zum Beispiel davon, wie mutig und tapfer sie sei, weist das gleichzeitig auf ihre Ängstlichkeit hin. Dies wird unterbewusst über Träume, Hobbys, Kindheit und so weiter ausgedrückt. Wenn eine Person spontan sagt, sie sei nicht ängstlich, bedeutet das, dass sie Angst hat. Behauptet jemand, den Tod nicht zu fürchten, weist das mit Sicherheit auf seine Furcht vor dem Tod hin. Wann immer jemand etwas vehement leugnet oder verneint, ist immer das Gegenteil wahr. Sollte das Gegenteil eines bestimmten Themas nicht zutreffen, dann wird das Thema normalerweise gar nicht erst besonders betont.

Drittes Gesetz:
Es gibt Niemanden und Nichts dort draußen – außer Einem selbst.

Alle Menschen funktionieren ihren individuellen Empfindlichkeiten entsprechend. Jeder Mensch nimmt lediglich das wahr, wofür er empfindlich ist. Er nimmt nicht wahr, worauf er nicht empfindlich ist. Wenn er bestimmte Eigenschaften in anderen wahrnimmt, dann nur, weil er für diese Eigenschaften sensibel ist. Nimmt er andere beispielsweise als geringschätzend wahr, dann aus dem Grund, weil *seine* Empfindlichkeit im Bereich der Geringschätzung liegt. Menschen reagieren in gleicher und entgegengesetzter Weise auf das, was sie wahrnehmen; wie es bereits im ersten Gesetz beschrieben wird.

In dem Beispiel, in dem eine Person sich von einer anderen beleidigt fühlt, kann diese Wahrnehmung nur als Beleidigung erlebt werden, weil die Person genau darauf empfindlich ist. Sie kann gar nichts anderes als Beleidigung empfinden. Diese Person wird auf Beleidigung in genau derselben Weise reagieren oder mit dem genauen Gegenteil. Sie wird ihr Gegenüber ebenfalls beleidigen oder dies zumindest instinktiv wollen. Der andere wird als Beleidiger gesehen und das Gegenüber reagiert mit Beleidigung. Es gibt keinen realen Unterschied zwischen dem, was die eine Person tut und wie die andere Person reagieren wird. Beide werden beleidigen. Der Mensch erkennt in seinem Gegenüber immer einen Aspekt seiner selbst (nämlich den seiner Empfindlichkeit gegenüber Beleidigung) und reagiert darauf. Das heißt, in ihm selbst wohnt exakt die gleiche Person, die er in dem anderen Menschen wahrnimmt (die, die ihn vermeintlich beleidigt hat). Alles andere liegt außerhalb seines Wahrnehmungsbereichs. Er sieht sein Gegenüber als einen Spiegel, der nichts anderes reflektiert als seine ureigene Empfindlichkeit. Alles weitere, all das jenseits dieses Spiegelbildes, scheint nicht einmal existent. Somit gilt: Es gibt Niemanden dort draußen, außer Einem selbst.

Das ist auf alles um uns herum anwendbar. Stellen Sie sich einen Menschen vor, der wahnsinnig beeindruckt ist vom Himalaja. Alle Adjektive, die er benutzt, um diese Berge zu beschreiben, werden mit ihm selbst zu tun haben, mit seiner ureigenen inneren Empfindlichkeit. Berichtet er zum Beispiel von der unglaublichen Schönheit, wird seine Sensibilität sehr wahrscheinlich im Bereich von Schönheit liegen. Er könnte sich selbst als sehr schön oder als sehr hässlich wahrnehmen. Beschriebe er den Himalaja als unglaublich mächtig und kraftvoll, läge seine Sensibilität im Bereich von Macht und Kraft. Er hielte sich vielleicht für sehr mächtig oder für machtlos und kraftlos. Die Adjektive, die der Erzähler benutzt, haben einen Bezug dazu, wie er sich selbst erlebt und wahrnimmt. Er wählt genau diese Worte, weil sie eine Bedeutung für ihn haben und mit dem, was er mit genau diesen Worten verbindet. Es kann sich um exakt das handeln, was er beschreibt oder um das genaue Gegenteil.

Es gibt kaum irgendetwas um uns herum, das nicht eine Wahrnehmung unseres Selbst wäre. Erzählt jemand vom Weltuntergang, spricht er im Grunde genommen davon, wie es wäre, wenn es mit ihm zu Ende ginge. Denn das, was er als Ende der Welt wahrnimmt, ist letztlich nichts anderes als sein eigenes Ende. Jedem von uns wohnt die Furcht vor dem eigenen Ende inne.

Dieser Grundgedanke konnte in einem Experiment nachgewiesen werden, bei dem sieben freiwillige Versuchspersonen jeweils fünf Worte zum Taj Mahal aufschreiben sollten. Diese Einfälle sollten so objektiv wie möglich sein, also eher einem journalistischen Bericht gleichen, mit dem Ziel, Subjektivität weitgehend zu vermeiden. Jede einzelne Beschreibung des Taj Mahal wich gänzlich von denen der anderen ab. Eine Person beschrieb ihn als romantisch, bildschön und gefühlvoll. Ein anderer Teilnehmer wählte die Worte großartig und königlich. Wieder ein anderer beschrieb das Technische, die Struktur und die Form. Jeder Einzelne der Teilnehmer wählte und arrangierte seine Worte auf eine Art und Weise, die ein akkurates Bild genau jener Person wiedergaben, die diese Worte selbst verfasst hat. Die unterschiedlichen Wahrnehmungen des Taj Mahal basierten nämlich auf nichts anderem als der eigenen Selbstwahrnehmung. Und so erwächst die philosophische Frage: Existiert der Taj Mahal denn überhaupt in der Realität?

Wenn ein Patient in der Vergangenheit von etwas sehr betroffen war, sowohl im Positiven als auch im Negativen, gilt es für den Therapeuten primär herauszufinden, ob diese Betroffenheit denn einer tatsächlich reell existierenden Situation oder Beziehung entsprach. Im nächsten Schritt versuchte er zu verstehen, wie der Patient sich in dieser Situation fühlte. Wie nahm der Patient die Realität wahr? Heute, mit der neuen Methode, beschreibt der Patient, wenn er über Situationen oder andere Menschen spricht, nur sich selbst. Dieser Gedankenansatz und dieses Verständnis haben sich in der Praxis als äußerst hilfreich erwiesen.

Dr. Rajan Sankaran schrieb in seinem Buch „Einblicke ins Pflanzenreich":

Es gab eine Familie, aus der ich mehrere Mitglieder behandelte: Die Frau, ihre zwei Töchter und ihre zwei Schwiegertöchter. Die Töchter und Schwiegertöchter haben mich immer unabhängig voneinander besucht und mir jene Frau, Mutter und Schwiegermutter, auf ihre persönliche Art beschrieben. Jede Beschreibung dieser Frau unterschied sich dermaßen von der anderen, dass ein Außenstehender kaum hätte glauben können, es handle sich tatsächlich um die gleiche Person. Jede erzählte letztlich von ihren ureigenen Empfindlichkeiten und redete daher mehr über sich selbst als über Mutter oder Schwiegermutter. Letztlich gab es für mich keinen Anlass mehr, nach den persönlichen Gefühlen der Töchter und Schwiegertöchter zu dieser Frau zu fragen. Denn ich konnte über deren individuelle Schilderungen ihrer Mutter bzw. Schwiegermutter bereits das richtige Mittel für sie selbst repertorisieren, das sich jeweils als eine erfolgreiche Verschreibung herausstellte. Dieser Fall stand am Anfang einer größeren Wende für mich, Patienten zu verstehen und zu behandeln.

Eine circa 40-jährige Frau kam zur Behandlung einer Colitis ulcerosa. Sie stand unter starker allopathischer Medikation. Ihre Krankheitsgeschichte begann mit dem Tod ihres Ehemannes. Sie erzählte, das Leben mit ihrem Mann sei die Hölle gewesen, und sie beschrieb ihn als einen Typ Mensch, der zutiefst misstrauisch, besitzergreifend, gewalttätig und geisteskrank gewesen sei. Er sei wahnsinnig vor Eifersucht geworden, sobald sie mit einem anderen Mann auch nur geredet habe. Nach dieser präzisen Beschreibung ihres Ehemannes verschrieb ich erfolgreich Hyoscyamus.

Sie wurde so stark von ihrem Ehemann beeinträchtigt, weil *sie* eifersüchtig und besitzergreifend war. Die Beschreibung ihres Mannes spiegelte diese Empfindlichkeit wieder. Sonst hätte sie ihn ganz anders geschildert. Sie sah in ihrem Ehemann genau das Arzneimittel, das sie selbst benötigte.

Zwei logische Folgesätze

Du tust Dir selbst das an, was Dir vermeintlich von anderen angetan wird, und Du verhältst Dich gegenüber anderen Menschen oder Dingen so, wie Du es Dir selbst gegenüber tun möchtest.

Es gibt keinen realen Unterschied zwischen dem, was wir außerhalb von uns bemerken, und dem, was wir in uns selbst wahrnehmen. Es ist immer nur unser eigenes Selbst, das wir im anderen wiedererkennen.

Das bewahrheitet sich auch für die Empfindlichkeit gegenüber Verletzung. In der Rubrik: *Kopf; Schlagen; Kopf; gegen Wand oder Bett* sind viele der gleichen Mittel verzeichnet wie unter der Rubrik: *Schlagen* (im Sinne von andere schlagen). Wenn der Impuls sich selbst zu verletzen da ist, will dieser Mensch es auch bei anderen Menschen oder Dingen tun.

Opfer und Täter sind die zwei Seiten ein- und desselben Zustandes. Das Opfer trägt ebenso Samen des Täters in sich, wie der Täter Anteile des Opfers.

Wenn ein Zuschauer in einer Komödie darüber lacht, dass jemand hinfällt und sich dabei verletzt, ist es, weil er sich selbst in diesem verletzen Opfer sieht. Das verletzte Opfer würde ihn nicht zum Lachen reizen, außer, er hätte selbst eine Empfindlichkeit bezüglich Hinfallen und Sich-selbst-Verletzen. Obwohl er Täter ist, ist er auch Opfer. Jeder von uns trägt beide Samen in sich, Täter und Opfer.

Ein dramatisches Beispiel für diesen logischen Folgesatz passierte bei einem prominenten Redner, der in der Öffentlichkeit Reden über Religion hielt. Er kam wegen Bluthochdruck zu mir in die Praxis. Sein Hauptgefühl war Verfolgungswahn, so stark, dass er befürchten musste, gefährlich gewalttätig zu werden. Als er gebeten wurde, dieses Gefühl des Verfolgt-Seins näher zu beschreiben, sagte er: „Ich habe das Gefühl, die Menschen in meinem eigenen Haus hätten mich umzingelt, so dass mein Haus sich anfühlt wie eine Gaskammer. Ich habe das Bedürfnis auszubrechen, doch fühle ich mich wie in einer Falle.“ Nach Gabe des Mittels *Drosera* verbesserte sich sein Zustand wesentlich. In *Drosera* ist das Gefühl in einer Falle zu stecken und zu ersticken außerordentlich stark. Dorothy Shepherd schlug das gleiche Arzneimittel für Hitler vor, der Menschen in Gaskammern durch Ersticken tötete. Dieser Patient fühlt sich wie ein Opfer in einer Gaskammer, im Gegensatz zu Hitler, der der Täter war. Für gewöhnlich fügen wir unseren Opfern genau das zu, was wir über uns selbst fühlen, und umgekehrt. Das, was ich für mich selbst fühle, füge ich auch anderen zu.

Auf diese Weise ist es möglich, Empfindungen und ihre entsprechenden Handlungsweisen in den Repertorien und der Materia medica austauschbar einzusetzen. Wenn ein Mittel beispielsweise unter der Rubrik *Spotten* verzeichnet ist, gehört es auch in die Rubrik: *Wahnidee, verspottet zu werden*, auch wenn das Mittel im Repertorium unter diesem Symptom noch nicht verzeichnet ist.

Zusammenfassung:

Drei Gesetze:

- Empfindung und Handlung sind gleich und entgegengesetzt.

  Wenn ein Patient Ihnen von einer Handlung erzählt, lauschen Sie äußerst wachsam auf die dazugehörige Empfindung. Oder, wenn die Empfindung zum Ausdruck kommt, halten Sie Ausschau nach der entsprechenden Handlung.

- Das Gegenteil jeder Behauptung ist ebenso wahr.

  Wenn ein Mensch ein bestimmtes Thema sehr betont, bedeutet das, dass genau hier der Bereich seiner Empfindlichkeit liegt. Wann immer jemand etwas vehement abstreitet, ist immer genau das Gegenteil wahr.

- Es gibt Nichts und Niemand dort draußen, außer Einem selbst.

Wenn ein Patient eine Situation oder andere Menschen beschreibt, beschreibt er nichts anderes als sich selbst.

Zwei logische Folgesätze:

- Du tust Dir selbst das an, was Dir vermeintlich von anderen angetan wird,

und Du verhältst Dich gegenüber anderen Menschen oder Dingen auf die Art und Weise,

wie Du es Dir selbst gegenüber tun möchtest.

- Opfer und Täter sind die zwei unterschiedlichen Seiten ein- und desselben Zustandes. Das Opfer trägt das Potential eines Täters in sich und der Täter das eines Opfers.

E

Die neue Methode der Fallaufnahme

Die Herangehensweise während der Anamnese hat sich aufgrund der neueren Erkenntnisse über die Vital-Empfindung, die Hauptbeschwerde und die Ebenen des Erlebens und Erfahrens beträchtlich verändert. Die Fallaufnahme ist vergleichbar mit einer Reise. Sie beginnt bei der Hauptbeschwerde und endet mit der Ebene der Vital-Empfindung. Sobald der Therapeut anhand der Hauptbeschwerde die Vital-Empfindung aufgedeckt hat, ist es möglich, sie in allen anderen Bereichen des Falles wiederholt zu bestätigen. Die Fallaufnahme kann auf dieser Empfindungsebene enden oder noch tiefer, bis zur Energieebene, vordringen. Auf der Energieebene ist es dem Patienten möglich, Qualitäten der Ausgangssubstanz, die er als Heilmittel benötigt, zu beschreiben oder sogar die Substanz beim Namen zu nennen. Der gesamte Prozess der Fallaufnahme wird in vier Schritte unterteilt. Diese Schritte sind eher fließend als starr und sie tendieren dazu, sich zu überschneiden.

Die Hauptkonzentration in der Anamnese sollte auf der Hauptbeschwerde liegen, unabhängig davon, ob sie emotionaler oder körperlicher Art ist. Sie dürfen nicht davon ausgehen, dass jemand, der mit einer körperlichen Beschwerde hereinkommt, diese auch als seine Hauptbeschwerde nennen wird. Sie müssen Ihre Patienten stets sehr genau fragen, was ihnen denn am allermeisten zu schaffen macht, was sie am meisten beeinträchtigt und plagt. Über die Hauptbeschwerde können wir am besten erkennen, um was es in dem Fall wirklich geht. Unter der alten Anamnesetechnik drehte und wendete sich der Fall um alle möglichen Bereiche im Leben des Patienten, anstelle sich auf die Hauptbeschwerde zu konzentrieren und sie nicht mehr loszulassen. Bis Sankaran und andere herausgefunden haben, das alles, was auf der emotionalen Ebene noch hübsch verpackt war, über die Hauptbeschwerde plötzlich nackt und ungefiltert erkennbar wurde. Versucht man den Fall über andere Bereiche aufzurollen, wird man außer einem leichten Beben nichts spüren. Konzentriert sich der Homöopath jedoch von Anfang an auf die Hauptbeschwerde, wird er den Vulkan entdecken, von dem das Beben ausgeht.

Der wirkliche Kern des Falles zeigt sich, wenn wir den Focus auf die Hauptbeschwerde, ihre Empfindungen und Modalitäten richten.

Körper und Geist drücken beide dasselbe Phänomen aus, dieselbe Störung und dasselbe vitale Problem. Wenn der Homöopath den körperlichen Aspekt zuerst versteht (selbst wenn es sich dabei um ein emotionales Problem handelt), wird ihn das davor bewahren, innerhalb der Patientengeschichte verloren zu gehen. Diese neue Herangehensweise in einer Fallaufnahme war das Tor zum Verständnis der verschiedenen Wahrnehmungsebenen: Name, Fakt/Tatsache, Gefühl, Wahnidee, Empfindung, Energie und die Siebte Ebene. Die Ebenen werde ich im zweiten Buch ausführlich behandeln.

Der Homöopath benötigt eine Menge Durchhaltevermögen. Es darf ihn selbst nicht in Verlegenheit bringen, wenn er immer und immer wieder die gleichen Fragen stellen muss. Erst wenn der Homöopath alle Aspekte des Falles verstanden hat, wird er erkennen, dass etwas immer und immer wiederkehrt: Das ist die Vital-Empfindung. Die Vital-Empfindung, die Körper und Geist miteinander verbindet.

Eine Verschreibung, die auf einer tiefer liegenden Ebene basiert, ist weitaus wirkungsvoller. Einen Fall entsprechend den Ebenen von Wahrnehmung und Erfahrung aufzunehmen bietet uns viele Vorteile:

- Der Behandler weiß genau, an welcher Stelle er sich innerhalb des Anamneseprozesses befindet und wie er weiter vorgehen muss.
- Diese Methode legt genau fest, wonach man Ausschau halten muss und wie man weiter fragen sollte.
- Der Prozess der Fallaufnahme ist weitaus systematisierter.

Erster Schritt

Dem Erleben und Erfahren in der Hauptbeschwerde ohne Unterlass folgen

Am Anfang bittet der Therapeut den Patienten, seine Hauptbeschwerde genau zu beschreiben. Er bittet den Patienten immer wieder, es noch etwas näher zu beschrei-

ben, bis der Patient zu einer Empfindung kommt, die mit dem körperlichen Problem stark assoziiert ist. Es hat sich in diesem Stadium der Anamnese bewährt, sich an einfache Fragen zu halten, wie „Erzählen Sie mehr." Hier ein Beispiel:
Eine Frau mit Schmerzen im linken Hypochondrium wird gebeten, diesen Schmerz zu beschreiben. Sie sagt: „Da ist so ein kneifendes Ding da drinnen. Ich weiß nicht, wo es herkommt." Der Homöopath bittet: „Beschreiben Sie das genauer." Sie sagt und zeigt mit ihren Händen: „Dieses Kneifen ist wie kleine Stiche, ich kann drei oder vier Stiche gleichzeitig spüren." Der Homöopath: „Erzählen Sie mehr." Sie sagt: „... vielleicht wie Reißzwecken auf dem Stoff, als ob meine Haut herausgerissen wird." Der Homöopath macht ihr Mut und sagt: „Sie erklären das sehr gut. Bitte machen Sie weiter." Sie sagt: „Ich kann fühlen, dass dieses Gebiet angegriffen wird ..."
Der Homöopath muss unerbittlich dem Erleben der Hauptbeschwerde nachgehen. Er muss auf beschreibende Wörter achten, die durch begleitende Handgesten oder Veränderungen in Stimme, Betonung oder Mimik eine gewisse Intensität haben. Es ist von größter Bedeutung, an der Hauptbeschwerde dran zu bleiben und alle ihre Komponenten gründlich und genauestens zu untersuchen.

Den Patienten zurück zur Hauptbeschwerde führen, wenn er vom Thema abkommt

Sollte der Patient ablenken oder abschweifen und die spezifische Wahrnehmung seiner Hauptbeschwerde nicht weiter beschreiben wollen, muss der Homöopath einen Weg finden, ihn dahin zurück zu führen. Er muss zurück in die Wahrnehmung und Erfahrung seiner Hauptbeschwerde, bis das Erleben vollständig beschrieben ist. Eine Möglichkeit besteht darin, ihn sanft zu unterbrechen, seine letzten anschaulichen Worte nochmals zu wiederholen und ihn zu bitten, die Wahrnehmung noch näher zu beschreiben. Wenn der Patient bereits zu Beginn der Anamnese zu emotionalen Aspekten übergeht, führen Sie ihn zurück zur Hauptbeschwerde.

Den Patienten während des Anamneseprozesses bestätigen und unterstützen

Es ist nicht ungewöhnlich, dass ein Patient genervt und erschöpft ist, wenn er immer wieder die gleichen Fragen über seine Hauptbeschwerde beantworten soll. Dem Homöopathen muss klar sein, dass der Patient auch Rückmeldung und Bestätigung braucht. Hier kann es helfen, dem Patienten die Methode kurz zu erläutern, wie z.B.: „Sie haben Ihre Wahrnehmung sehr gut beschrieben. Immer wenn ich die Frage noch einmal wiederhole, geben Sie mir etwas mehr Information, die mir hilft, Ihren Fall besser zu verstehen.“ Es ist ganz wichtig, den Patienten immer wieder zu bestärken und ihm zu versichern, dass er seine Sache gut macht, dass er die Fragen richtig und gut beantwortet. Dass Sie als Therapeut die Fragen wiederholen, nicht weil Sie die Antworten nicht verstehen, sondern weil Sie mit jeder weiteren Antwort ein bisschen mehr vom Fall verstehen können.

Zum Beispiel: „Sie machen das ganz prima! Ich habe jetzt verstanden, dass der Schmerz stechend, lästig und hart ist. Bitte erzählen Sie mir noch ein wenig mehr ...“

Energiemuster erkennen

Der Homöopath muss auf Energiemuster achten und sie erkennen, während der Patient von seiner Hauptbeschwerde erzählt. Zum Beispiel beschreibt ein Patient bereits eine ganze Weile ein Zwicken, und plötzlich wählt er ein anderes Wort, nämlich „beißen“, und untermalt diese Wortwahl mit einer heftigen Handgeste. Der Homöopath muss sowohl diese Handgeste (HG) erkennen, als auch das Wort „beißen“. Der Behandler muss auf wiederholte Handgesten und Mimik achten und auf ganz generelle Signale der Körpersprache, bis ein Energiemuster zu erkennen ist. Sobald eine Geste erkannt wurde und der Patient in der Beschreibung weiterhin beim Thema und in der Energie bleibt, muss der Therapeut dieses Energiemuster näher betrachten und erforschen, weil dieses Energiemuster ihn direkt zur Vital-Empfindung führen kann.

In dem vorangegangenen Beispiel der Patientin mit dem kneifenden Schmerz wusste der Therapeut bereits, dass er sehr nahe an der Vital-Empfindung war. Wegen der Handgeste und der besonderen Betonung von „angegriffen werden“. Von hier aus sprang die Patientin sehr schnell zu einem ähnlichen, in Bezug stehenden Bild. Sie sagte: „Ich fühle mich angegriffen von so einer Art Wurm.“ Über die sich wiederholenden Energiemuster (gleiche Gesten oder gleiche Intensität des Gesagten) weiß der Therapeut, wann er mit einer Frage weiter springen muss, um das Bild so detailliert wie irgend möglich zu erforschen und es in seiner Tiefe zu verstehen.

Handgesten, Körpersprache und Intonation beobachten

Durch diese Methode der Fallaufnahme wurde Sankaran bewusst, dass Empfindungen in vielen Fällen am deutlichsten über Handgesten ausgedrückt wurden. Oftmals sogar viel besser als durch Worte. Das „Ausgestoßenheitsgefühl" der Liliaceen, das „Blockierungsgefühl" der Cruciferen oder das Gefühl des „Gepresst-und-Gequetscht-Werdens" der Rosaceen können sehr deutlich beobachtet werden, selbst wenn die dazu gesprochenen Worte etwas ganz anderes aussagen. Diese Handgesten sind unbewusst. Sie entstehen unwillkürlich und werden vom Patienten häufig nicht einmal bemerkt. Manchmal ist es wichtig, den Patienten anzuhalten, wenn er die Geste macht, und ihn zu fragen, was sie bedeutet.

In einem Fall beschrieb eine Patientin ihre Asthmaanfälle als eine Empfindung von straffem Verdrehen ihres oberen Brustkorbes. Als ob sie gewürgt oder stranguliert würde. Bild und Empfindung, die sie beschrieb, glichen der einer Python, die ihre Beute erwürgt. Später im Fall redete sie darüber, wie sehr es sie verletze, wenn ihr Mann sie rüge. Verletzt-Sein beschrieb sie mit traurig. Doch gleichzeitig verkrampfte sie ihre Hände ineinander und führte sie zu ihrer Brust. Sie hatte die gleiche Handgeste gemacht, als sie das Gefühl von Strangulieren und Verwinden in ihrem Brustkorb beschrieben hatte. Ihr war es nicht bewusst, doch wir konnten über ihre Hände mehr erfahren als die Patientin mit Worten hätte ausdrücken können.

Handgesten sind dann wichtig, wenn sie wiederholt vorkommen und vom Patienten in unterschiedlichen Situationen und auf unterschiedlichen Ebenen des Falls eingesetzt werden. Schenken Sie jeder Handgeste besondere Aufmerksamkeit, die nicht in Zusammenhang mit dem steht, was gerade gesprochen wird. Zum Beispiel wenn ein Patient sagt: „Ich fühle so viel Liebe." und uns dabei eine geballte Faust zeigt.

Der Therapeut sollte genau dann eine spezifische Handgeste hinterfragen, wenn er sich sicher ist, dass er mit dem Patienten auf der Ebene der Empfindung ist, oder wenn sich eine Geste unverkennbar ständig wiederholt.

Was tun, wenn der Patient mit der Schilderung seiner Hauptbeschwerde nicht weiterkommt?

Manchmal gelingt es einem Patienten nicht, seine Hauptbeschwerde genauer als nur grundlegend zu beschreiben. Dann kann folgende Frage weiterführen: „In welcher Weise wird Ihr Leben durch diese Hauptbeschwerde beeinträchtigt?“ Dieses Herangehen wird in vielen Fällen eine neue Basis ermöglichen, von der aus man, ohne dabei von der Hauptbeschwerde abzuweichen, weiterfragen kann. Zum Beispiel kommt ein Patient mit Migräne und wiederholt sich lediglich mit den Worten, es sei eben eine Migräne, ein Schmerz im Kopf, eine Migräne. Dann kann man fragen: „Inwiefern beeinflusst diese Migräne Ihr Leben?“ Daraufhin könnte der Patient vielleicht antworten: „Sie hält mich davon ab, in meinem Beruf das Beste zu geben, und sie lähmt mein gesamtes soziales Leben.“ Hier müsste der Homöopath weiter nach den Auswirkungen der Hauptbeschwerde fragen, bis der Patient von selbst eine gewisse Intensität zeigt, über Handgesten, Worte oder seine Erfahrung, die er beschreibt. Dann kann sich der Homöopath auf das Spezifische der Erfahrung, der Handgesten und Worte konzentrieren.

Folgendes kann der Homöopath herausfinden: Welche Bedeutung hat die Hauptbeschwerde im Leben des Patienten? Wovon wird er durch diese Hauptbeschwerde abgehalten? Welche Probleme wirft diese Beschwerde auf?

In einem anderen Fall erwähnt der Patient vielleicht eine spezifische Modalität, und der Homöopath kann dazu auffordern, diese Modalität genauer zu beschreiben. Zum Beispiel ein Schmerz besser durch Druck. Fragt der Homöopath dieses Druckgefühl nach, kann er näher an die Vital-Empfindung gelangen. Man kann auch über Modalitäten und deren Auswirkungen auf das Leben des Patienten an die Vital-Empfindung herankommen.

Oft wollen uns Patienten viel Information darüber liefern, wann und warum die Hauptbeschwerde entstand. Das Einzige, was der Therapeut wirklich wissen muss, ist, was passiert jetzt. Am besten erklärt man den Patienten, sie hätten ihre Situation schon sehr gut dargestellt, doch weitaus wichtiger sei nun, was sie im Moment erlebten und wahrnähmen.

Die ersten Empfindungen, die der Patient ausdrückt, sind nicht unbedingt Vital-Empfindungen

Die Empfindungen zu einer Hauptbeschwerde, die gleich zu Anfang der Fallaufnahme ausgesprochen werden, sollten den Homöopathen nicht in die Irre führen. Denn es kann durchaus sein, dass sie überhaupt nicht von der Vital-Empfindung handeln. Nur durch kontinuierliches Befragen und Beobachten kann die Vital-Empfindung durch Wiederholungen, Gesten, Bilder und Energiemuster bestätigt werden. Als Beispiel nehmen wir einen Patienten, der uns wegen Knieschmerzen aufsucht und sagt, er fühle sich sehr angespannt und könne kaum laufen. Ist dieses angespannte Gefühl eine lokale oder eine generelle Empfindung? Man muss versuchen, die lokale Empfindung sehr genau zu verstehen. Immer weiter an der lokalen Empfindung bleiben. Wo führt sie hin? Verfolgen Sie ein Wort oder eine Geste so lange, bis es nicht mehr weiter geht oder der Patient Bilder über das Gleiche wiederholt. Man muss sich darüber im Klaren sein, dass das Erste, was der Patient über die Empfindung seiner Krankheit aussagt, nicht zwingend die Vital-Empfindung sein muss. Verfolgen Sie einfach die Spur weiter, bis sie zur Vital-Empfindung führt oder Bilder aufkommen oder der Patient nicht weiter weiß.

Verschiedene Ebenen erforschen

Wenn man der Vital-Empfindung auf der Spur ist, macht der Patient eine Reise durch unterschiedliche Erfahrungsebenen, in seiner Wahrnehmung und Sicht der Welt, von der oberflächlichsten bis zur tiefsten, bis zum Kern. Die Reise beginnt bei der Diagnose (Namensebene) und bei Detailinformation zur Krankheit (Fakten- und Tatsachenebene). Dann geht sie weiter über unterschiedliche dazu in Bezug stehende Gefühle (Ebene der Emotionen) bis hin zur metaphorischen Wahrnehmung dieser Emotionen (Ebene der Wahnideen, delusion). Noch genaueres Nachforschen führt uns auf die Ebene der Empfindung und zu den Energiemustern. Die Ebene der Energie wird über Geschwindigkeit, Farbe, Klang und Richtung zum Ausdruck gebracht und ist nicht-Menschen-spezifisch. Die Ebene der Empfindung ist der Bereich des rohen und ungefilterten Erlebens und Erfahrens. Auf der Empfindungs- und auf der Energieebene wird es dem Patienten möglich, Beschreibungen der Substanz zu liefern, die sein Arzneimittel sein wird. Nur auf diesen Ebenen vermag uns der Patient, die Urquelle und somit den Ausgangsstoff seines Mittels zu beschreiben. Wenn der Homöopath die Ebene der Empfindung oder der ungefilterten Erfahrung erreicht hat, kann er dort die

Vital-Empfindung aufspüren, die sich durch den gesamten Fall des Patienten manifestiert und durch alle anderen Ebenen hindurchzieht.

Nehmen wir zum Beispiel an, ein Patient sagt: „Ich bin total verloren; ich weiß nicht mehr, was ich tun soll. Ich fühle mich verwirrt, bin ganz durcheinander." Diese Vital-Empfindung wurde bestätigt, weil sie auf der Empfindungsebene ausgedrückt wurde und sich durch alle Lebensaspekte des Patienten zog: durch Träume, körperliche Reaktionen, Situationen im Berufsleben, Beziehungen, Hobbys und so weiter. Die Empfindungsebene erkennt der Homöopath, wenn der Patient sein Erleben in ungefilterter Form zum Ausdruck bringt und sich dieses Empfinden durch alle Ebenen zieht. Er darf sich nicht auf der Faktenebene verwirren lassen, die sich nur lokal und spezifisch auf einen bestimmten Bereich im Leben des Patienten bezieht. Hierzu ein Beispiel: Ein Patient sagt, der Schmerz sei brennend und schmerzhaft, hat dazu jedoch keine weitere Empfindung. Das wäre eine Empfindung, die lediglich auf der Faktenebene liegt.

Die Ebene der Emotion

Wenn Ihnen der Patient keine klar abgegrenzte lokale Empfindung nennen kann oder Ihnen mehrere Empfindungen aufzählt, dann suchen Sie nach Emotionen, die in Verbindung mit der Hauptbeschwerde stehen. Diese Emotionen müssen in der Tiefe untersucht werden. Versuchen Sie, das Ungewöhnliche zu erkennen und die Art und Weise, wie diese Gefühle wahrgenommen und erlebt werden. So gelingt es leichter, die Ebene der Wahnidee zu erreichen.

Wenn der Patient lediglich ein Gefühl äußern kann, könnte der Behandler nachforschen: Wie erlebt der Patient dieses Gefühl in seinem Körper? Welche körperlichen Symptome erfährt er zu diesem Zeitpunkt? Diese Art zu fragen führt oft in Richtung Vital-Empfindung.

Über die Fragen zu den Emotionen kann der Homöopath und der Patient auf die Ebene der Empfindung gelangen oder über Fragen, was der Patient körperlich und emotional in einer solchen Situation erlebt. Nehmen wir ein Beispiel: Der Patient beschreibt die Emotion als eine Angst. Die nächste Frage wäre: „Wo genau erleben Sie diese Angst?" Oder: „Auf welche Art und Weise erleben Sie diese Angst?"

Bilder und die Ebene der Wahnidee (delusion)

Durch beständige und gezielte Befragung bieten sich zwei Hauptwege an, die Ebene der Wahnidee (delusion) zu erreichen. Der Patient kann uns entweder ein Bild oder ein Beispiel anbieten. Angenommen der Patient sagt, er habe das Gefühl, an einem Punkt festzustecken. Man fragt weiter und weiter und dann kommt heraus, dass er feststeckt als ob er mitten auf der Straße stünde und ein Wagen mit voller Geschwindigkeit auf ihn zukäme ... Das ist die Art und Weise, wie sich Feststecken für ihn anfühlt – genau wie in diesem Beispiel. Die zweite Möglichkeit, über die ein Patient auf die Ebene der Wahnidee gelangt, ist, seine Hauptbeschwerde mit irgendetwas anderem in seinem Leben oder seiner Geschichte zu vergleichen. Zum Beispiel, indem er ganz spontan einen Vorfall beschreibt, bei dem er die Straße überquerte und auf gleiche Weise das Gefühl hatte festzustecken.

Wenn der Patient seine Empfindung in der Hauptbeschwerde in der Tiefe beschreiben kann und in dieser Gegend bleibt, wird er den Homöopathen normalerweise in alle ausschlaggebende Bereiche seines Lebens führen. Er wird Bereiche wie Berufsleben, Beziehungen und Interessen in der Tiefe beschreiben und auf die Ebene der Wahnidee übergehen. Sollte aber der Prozess der Fallaufnahme nicht bis zur Ebene der Wahnidee voranschreiten, muss der Homöopath sich in die Bereiche vorfragen, in denen der Patient so wenig wie möglich kompensieren kann und wo die Wahnidee am besten ausgedrückt wird. Hobbys, Interessen, Träume, Ängste, Situationen großen Stresses und die Kindheit sind mögliche Themenpunkte, um in die Ebene der Wahnidee zu gelangen.

Während des Erforschungsprozesses der Ebenen von Wahnidee, Emotion, Empfindung oder Energie sollten Sie immer ganz besonders auf solche Dinge achten, die der Patient außerhalb des Zusammenhangs von sich gibt oder in einer befremdlichen Sprachwahl ausdrückt. Denn genau dieses Außergewöhnliche könnte in direktem Zusammenhang mit der Ursubstanz des Arzneimittels stehen. Zum Beispiel haben Patienten schon Bilder benutzt wie: „Der Kohlkopf machte eine Metamorphose durch." (ein Schmetterlingsfall) „Die Sorgen tropften durch den Filter in das private Leben." (ein Coffea-Fall); „Die Eidechse war so klebrig." (ein Drosera-Fall). Sich wiederholende Träume oder Bilder sind auch sehr hilfreich. Beispielsweise träumte ein Patient immer wieder davon, wie eine Ratte die Straße entlang zu rennen. (ein Ratten-Fall)

Die Ebene der Empfindung und ihrer gegenteiligen Empfindung

Das genaue Eingehen auf die Hauptbeschwerde führt uns zu den tragenden Gefühlen oder Empfindungen des Patienten. Und zwar, indem wir ihn ganz gezielt befragen auf Fakten hin, auf Emotionen oder Wahnideen zu dieser Hauptbeschwerde. Jede Beschwerde, die sich uns präsentiert, können wir als eine Ausdrucksform der Vital-Empfindung verstehen. Also versucht der Therapeut, sich erst einen Überblick über die allgemeine Situation zu verschaffen, um dann über gezielte Befragung bis auf die Ebene der Vital-Empfindung zu gelangen: „Was erleben Sie in dieser Situation?", „Was erfahren Sie in dieser Situation?", „Was ist das für ein Gefühl in dieser Situation?", „Was fühlen Sie, wenn Sie davon erzählen?", „Was empfinden Sie?"

Sobald Sie diese Empfindung verstanden haben, versuchen Sie, ihr Gegenteil zu erkunden. Dies gilt insbesondere für das Erkennen der Pflanzenfälle. Wiederum sind es die Bereiche der geringst möglichen Kompensation wie Hobbys, Interessen, Träume oder Rückblicke in die Kindheit, über die der Homöopath das genaue Gegenteil der tragenden Empfindung am deutlichsten erkennen kann. Möglicherweise berichtet der Patient ganz spontan davon. Ansonsten muss der Therapeut dieses gegenteilige Empfinden gezielt ermitteln.

In einem Mangifera-Fall zum Beispiel musste die Patientin in ständiger Gesellschaft sein. Als sie nach ihren Gefühlen gefragt wurde, die sie innerhalb von Gesellschaft verspüre, sagte sie: „Dann habe ich das Gefühl, die Dinge bleiben in Bewegung und verharren nicht statisch." Was aber hat das mit dem Verlangen nach Gesellschaft zu tun? Und doch passt ihre Antwort und fügt sich auf wunderbare Weise zum Rest des Falles. Mangifera ist ein sykotisches Mittel aus der Familie der Anacardiaceae. Das Hauptsymptom dieser Pflanzenfamilie ist das Empfinden gepackt, gefangen oder starr und steif zu sein und festzustecken. Das Gegenteil zu dieser Empfindung hatten wir über ihre Hobbys entdeckt, in denen sie sich ständig bewegte und niemals statisch war.

Das Einzigartige dieser Methode der Fallaufnahme besteht darin, dass wirklich alles Mögliche vorkommen kann. Und sowie der Fall seinen Lauf nimmt, offenbaren Empfindungen und Gefühle ihre Geheimnisse und auf einmal fügt sich alles zusammen.

Das Miasma erkennen

Während der Patient seine Hauptbeschwerde beschreibt, muss der Homöopath gleichzeitig die Tiefe und das Tempo des Problems wahrnehmen. Und um das Miasma richtig zu bestimmen, muss er verstehen, wie der Patient mit seiner Beschwerde umgeht, wie er ihr gegenüber eingestellt ist und, wenn man so will, mit welchen Mitteln er sie beantwortet. Sobald die (Vital-)Empfindung erkannt und überprüft wird, wird auch das Miasma zu Tage treten. Vital-Empfindung und Miasma werden sich dann enthüllen, wenn sich der Homöopath streng an der Hauptbeschwerde orientiert, an ihr dran bleibt und wirklich alle ihre Bestandteile sorgfältigst überprüft.

Die verschiedenen Miasmen werden später in Band 3 eingehend behandelt.

Zusammenfassung des ersten Schritts

1. Die Hauptbeschwerde ist der Stützpfeiler des gesamten Falls. Über sie wird deutlich, um was es sich in dem Fall dreht. Die Hauptbeschwerde zeigt sich als verdichtete Störung der Vital-Kraft zu diesem Zeitpunkt. Gehen Sie deshalb der Hauptbeschwerde ohne Unterlass nach!

2. Zu Beginn der Fallaufnahme bitten Sie den Patienten lediglich, Ihnen noch ein wenig mehr zu erzählen oder zu beschreiben.

3. Erfassen und verstehen Sie die lokale Wahrnehmung der Hauptbeschwerde ganz genau.

4. Wenn der Patient seine Hauptbeschwerde nicht weiter beschreiben kann, fragen Sie ihn, inwiefern diese Haputbeschwerde sein Leben beeinflusst.

5. Seien Sie gegenüber der Beschreibung der Hauptbeschwerde höchst aufmerksam: Beschreibt der Patient irgendetwas Sonderbares, Außergewöhnliches? Wie erlebt er das? Als ein Problem der Struktur, der Empfindlichkeit oder der Hierarchie? Auf welcher Ebene des Erlebens und Erfahrens befindet sich der Patient?

6. Achten Sie auf die Sprache, die der Patient wählt, um sein Erleben der Hauptbeschwerde zu beschreiben. Die Sprachwahl hilft uns, das Naturreich des Falles zu bestimmen. Zum Beispiel kann eine lokale Empfindung als Empfindlichkeit und Reaktion ausgedrückt werden, was auf das Pflanzenreich hinweist. Andere Empfindungen könnten uns anhand der „Opfer-Angreifer-Sprachwahl" Anhaltspunkte auf ein Tiermittel geben. Oder aber der Patient schildert das Erleben seiner Hauptbeschwerde mit struktur- und funktionsspezifischen Worten, was auf ein Mittel des Mineralreichs deuten könnte.

7. Halten Sie Ausschau nach Eindrücken, Worten oder Gesten, die Energie zum Ausdruck bringen; wenn Sie sie hinterfragen, gelangen Sie tiefer in den Fall.

8. Denke Sie daran, Ihren Patienten zu bestärken. Zeigen Sie ihm Ihr Verständnis, wie schwierig diese Befragung für ihn sein muss, und versichern Sie ihm, wie gut er seine Sache mache. Erklären Sie Ihrem Patienten den Sinn dieses Prozesses und der vielen Rückfragen. Ziel ist eine wirklich guten Verschreibung, die nur so zu erreichen ist.

9. Versuchen Sie, die Empfindung durch alle Ebenen hindurch zu bestätigen. Bringen Sie den Patienten dazu, das Gegenteil dieser Empfindung ebenfalls genau zu beschreiben, was ihm sicherlich hilft, die Empfindung mit Bildern, Situationen, Ängsten oder anderen Aspekten seines Zustandes zu verbinden.

10. Der Therapeut muss Geduld haben, Ausdauer und Vertrauen darin, dass der Patient etwas Tieferes ausdrücken und sich auf alle verschiedenen Ebenen begeben wird, um eine gute Verschreibung zu ermöglichen.

Wichtige Regeln, die zu befolgen sind

- Benutzen Sie ausschließlich die Worte des Patienten. Wiederholen Sie grundsätzlich das gleiche Wort auf genau dieselbe Weise. Bitten Sie den Patienten dann, es weiter zu beschreiben, noch mehr darüber zu erzählen. Und fragen Sie die Empfindung oder das Gefühl der Hauptbeschwerde immer wieder ab.

- Bleiben Sie dabei, immer wieder die gleiche Frage zu stellen, wenn auch auf verschiedene Weise. Bis der Patient Sie als Behandler zur nächsten Frage oder zum nächsten Schritt führt. Den richtigen Zeitpunkt hierfür erkennen Sie daran, dass der Patient Ihnen einen neuen Hinweis gibt oder eine Empfindung nennt, die noch genauer ist, noch anschaulicher beschrieben wird oder bereits auf einer tieferen Ebene liegt als noch der Schritt zuvor.

Ein Fallbeispiel in sehr gekürzter Form

Erster Schritt

(Sankarans Fall und die Kommentare sind dem Buch „Einblicke ins Pflanzenreich", Band II, entnommen. „H" ist der Homöopath and „P" ist der Patient.)

Der Patient wird gebeten, den Grund seines Kommens zu erläutern.

P: Vier- bis sechsmal am Tag Husten. (Ebene Fakt)

H: Beschreiben Sie den Husten ein wenig mehr.

P: Mir wird schwarz vor Augen (blank out), wenn ich huste. Ich bekomme keine Luft. Ich habe ein Ziehen im Magen und in der Kehle. Es ist schlimmer, wenn ich rausgehe, schlimmer bei jedem Luftzug, also will ich mein Haus nicht mehr verlassen. Es kommt plötzlich, besser wenn ich rede.

Man erkennt deutlich, dass der Patient unter einem Husten leidet, der anfallsweise sehr heftig wird. In diesem Moment wird dem Patienten schwarz vor Augen. Der Husten verschlimmert sich draußen, also will der Patient das Haus nicht mehr verlassen.

Es gibt also zwei Aspekte zu dem Husten:

- „blank out" schwarz vor Augen (lokale Empfindung)
- Es kommt von Zeit zu Zeit, und dann kann der Patient das Haus nicht mehr verlassen. (Tempo/Miasma)

H: Beschreiben Sie „schwarz vor Augen" näher.

P: Es wird schwarz vor meinen Augen, als ob ich an einem Punkt feststecke.

H: Was bedeutet „an einem Punkt feststecken"? Was fühlen Sie, wenn Sie an einem Punkt feststecken?

Ich habe ausschließlich die Worte des Patienten benutzt und hinterfrage sie weiter, bis er mich zur nächsten Frage führt, zum Beispiel über ein präziseres Gefühl oder ein visuelles Bild oder etwas, das über eine Assoziation in ihm aufkommt.

P: Es ist als ob ich mich nicht bewegen könnte.

Nun gibt er uns mit dieser Antwort weder eine feinere Beschreibung von „an einem Punkt feststecken", noch hat er uns ein Bild davon gegeben, wie es sich für ihn anfühlt, an einem Punkt festzustecken. Wir kommen also mit dieser Antwort nicht weiter. Also frage ich ihn erneut über sein Gefühl, an einem Punkt festzustecken.

H: Was ist Ihr Gefühl, wenn Sie an einem Punkt feststecken?

Doch der Patient kehrt zurück zur Hauptbeschwerde. Nun ist es die Aufgabe des Therapeuten, ihn auf der Spur zu halten, also wiederhole ich meine gleiche Frage so lange, bis er einen Schritt tiefer geht.

P: Es ist, als ob Du mitten auf der Straße stehst und ein Auto mit voller Geschwindigkeit auf Dich zurast.

Das ist nun ein visuelles Bild. (Ebene der Wahnidee, delusion) Möglicherweise hat er diese Erfahrung tatsächlich einmal in seinem Leben gemacht. Es ist ein Fenster in seinen geistigen Zustand hinein, der ein tieferes Verständnis ermöglicht als die körperliche Beschwerde. Befragen Sie den Patienten weiter und erfragen Sie sein Erleben in dieser Situation. So kann es möglich werden, eine Verbindung zu dem Husten zu erkennen.

H: Wie fühlt man sich, wenn man mitten auf der Straße steht und ein Auto mit voller Geschwindigkeit auf einen zurast?

P: Es ist mir als Kind passiert. Damals habe ich das Gleiche gefühlt.

Es ist wichtig, an die Empfindung in dieser Situation zu kommen. Bitten Sie den Patienten nun, die Erfahrung in emotionalem und körperlichem Sinn zu beschreiben.

Der Fall begann mit dem Husten, gefolgt von „schwarz vor Augen". Danach kam „an einem Punkt festzustecken" und danach der Vorfall in seiner Kindheit. All das haben wir nur über beständiges Verfolgen und Hinterfragen der Hauptbeschwerde erfahren. Nur, weil wir ganz dicht an der Hauptbeschwerde dran geblieben sind.

P: Die Angst ist, ich könnte plötzlich getötet werden, daher kann ich mich nicht bewegen.

Indem wir also die Hauptbeschwerde konsequent verfolgen, können wir an das zentrale Gefühl oder die Hauptangst gelangen. In diesem Fall das plötzliche Gefühl, getötet zu werden und vor Angst wie betäubt zu sein. Jetzt ist es möglich, den Zusammenhang mit dem Husten zu erkennen. Der Husten kommt plötzlich von Zeit zu Zeit, und dann kann der Patient das Haus nicht mehr verlassen. Es wird ihm schwarz vor Augen und er steckt fest an einem Punkt, als ob er kurz davor wäre, getötet zu werden. Angst betäubt ihn, der Husten betäubt ihn. Der Patient vermeidet die Situation, die ihn betäubt, doch den Husten bekommt er immer noch von Zeit zu Zeit.

Dieser Fall ist ein Solanaceen-Fall, und zwar Malaria Miasma. Daraus ergibt sich das Mittel Capsicum. Das Mittel wurde aus der Hauptbeschwerde ersichtlich und über andere Bereiche des Falls bestätigt.

Zweiter Schritt:

Der nächste Schritt bei der Fallaufnahme besteht darin, den Patienten von lokalen Erscheinungen zu lösen, ihn also von der Hauptbeschwerde oder einer einzigen bestimmten Situation loszulösen, um nun die Vital-Empfindung als eine *generelle* Empfindung zu erkennen. In den meisten Fällen muss der Homöopath sich an die Energie halten, sich auf wiederholte Gesten konzentrieren und auf besonders hervorgehobene Worte. Dann wird der Patient seine Empfindung von sich aus verallgemeinern. Die Befragung folgt der Empfindung so lange, bis sie nicht mehr Menschen-spezifisch ist.

Zu diesem Zeitpunkt der Fallaufnahme nimmt der Therapeut auch das Tempo, die Tiefe und den Grad, die Intensität des Problems wahr. Das sind Indikatoren für das Miasma.

Die Empfindung wird zu einer allgemeinen Empfindung wenn

- sie an einem anderen Ort als dem der Hauptbeschwerde erfahren, jedoch auf die gleiche Weise erlebt wird.

- sie über intensive oder sich wiederholende Gesten zum Ausdruck kommt.

- sie in Form von Energie erlebt wird, die sich über nicht-Menschen-spezifische Worte oder Beschreibungen äußert.

Während man gerade der generellen Empfindung auf der Spur ist, kann es sein, dass der Patient auf die emotionale oder bildhafte (delusion) Ebene zurückgeht oder aber direkt auf die Energie-Ebene springt. (Erkennbar durch nicht-Menschen-spezifische Ausdrucksweise, wie z.B. durchbrechen, eng, heiß, usw.) Gehen Sie zurück zu jener Empfindung, die der Patient in wiederholter Form bestätigt hat. Und nun führen Sie den Patienten tiefer, bis er in einer Situation ist (entweder einer aktuellen oder einer bildhaften), bei der Empfindung, Miasma und Naturreich wieder zusammentreffen.

Wenn man über die Hauptbeschwerde Empfindungen und Handlungen herausgefunden hat, besteht der nächste Schritt darin, die Resultate in den Bereichen der geringsten Kompensation zu bestätigen. Die gleiche Empfindung – oder ihr Gegenteil – und auch die Handlungen müssen nun in Hobbys, Träumen, Kindheit usw. wiedergefunden werden. Wenn die generelle Empfindung in all diesen Bereichen bestätigt wurde, sind Sie an den unbestreitbaren Kern des Falls gelangt. Nun kann der Homöopath sich frei in andere Bereiche begeben, insbesondere in solche, die dem ersten Augenschein nach nicht im Zusammenhang stehen, und er wird herausfinden, wie auch diese Bereiche mit der generellen Empfindung in Verbindung stehen.

Jedem Patienten wohnen Eigenschaften aus allen drei Naturreichen inne (Pflanzen, Mineralien und Tiere), und wenn es um oberflächliche Dinge geht, findet man auch die Sprache aller drei Reiche bei ihm. Um das Naturreich richtig differenzieren zu können, muss der Homöopath an die wirklich zugrunde liegende Basis kommen. Handelt es sich bei der Problematik um Überleben (Tier), Struktur (Mineral) oder Empfindlichkeit (Pflanze)? Das kann man nicht bei oberflächlicher Betrachtung herausfinden. Wichtig ist es, in die Tiefe zu gehen und dort herauszufinden, wie das Problem den Patienten in dieser Tiefe bewegt. Was verursacht diesen Aufruhr, diesen Tumult im Patienten? Was lässt den Patienten sich gut fühlen? Dieses Verständnis müssen wir für jeden Aspekt des Falles erarbeiten: Träume, Hauptbeschwerde, usw. Wir müssen herausfinden, in welchem Naturreich das Zentrum, das Kernstück des Falles liegt. Auch die Nosoden können in Betracht gezogen werden oder die Imponderabilien, die als solche nicht in den drei gewöhnlichen Naturreichen unterzubringen sind.

Die Bestimmung des Naturreiches erfolgt erst, nachdem die Vital-Empfindung völlig klar ist. Dann erst kann der Therapeut die Sprache der Vital-Empfindung im Sinne der Klassifizierung des Naturreichs beurteilen und einschätzen. Ein Fall dreht sich zum Beispiel ausschließlich um Überleben und Aggression, so dass anzunehmen ist, dass der Patient ein Mittel aus dem Tierreich benötigt. Der Therapeut muss sich nun damit beschäftigen, das untergeordnete Reich (Säugetiere, Insekten, Vögel, Fische usw.) und das Miasma zu bestimmen. Die Naturreiche, ihre Unterklassifizierung und deren Analyse werden in Band 3 ausführlich behandelt.

Bei der Fallaufnahme ist es wichtig wahrzunehmen, an welchem Punkt das lokale Phänomen generell oder emotional wird oder an welchem Punkt das emotionale Phänomen körperlich wird. Das ist die Vital-Empfindung. Sie ist es, die den Geist mit dem Körper verbindet. Die Bereiche im Leben des Patienten, die ihn am meisten aufgerieben haben, ihm den größten Stress verursacht haben, diese Bereiche werden oftmals Empfindung, Miasma und Naturreich zusammen aufdecken.

Wenn ein intensives emotionales Phänomen vorliegt, wie wird es körperlich erlebt? Wenn ein intensives körperliches Phänomen vorliegt, wie wird es geistig erlebt? Meistens drückt der Patient seine allgemeinen Empfindungen in Form von bildhaften Vergleichen aus, in Form einer intensiv erlebten Situation oder Emotion, in Träumen, Interessen, Hobbys, Ängsten, Phantasien oder über Bücher, Geschichten, Filme, Fernsehsendungen, die ihm spontan in den Sinn kommen. Der Patient wird eine Formulierung wählen wie: „Es ist genauso wie …" Der Therapeut kann fragen: „Wie fühlte sich das an? Wie haben Sie das wahrgenommen? Was war das für eine Erfahrung?" Finden Sie heraus, inwiefern diese Aussage mit der Hauptbeschwerde in Verbindung steht. Lösen Sie den Patienten von rein menschlichen Gefühlen und Situationen und führen Sie ihn auf die nicht-Menschen-spezifische Ebene, auf die Empfindungs- oder Energie-Ebene (Vital-Empfindung). Manchmal braucht man sehr viel Geduld, um den Patienten von der reinen Emotions-Ebene zu lösen und ihn auf die Ebene der Wahnideen zu führen und weiter noch auf die Empfindungsebene und noch weiter, jenseits der Empfindungsebene.

Hat der Therapeut beschlossen, dass der Patient ein **mineralisches Mittel** braucht, besteht der nächste Schritt darin, das Reich unterzuklassifizieren. Die Reihe im Periodensystems muss bestimmt werden (Natrium-, Kalium-, Silber-, Gold-Reihe usw.). An dieser Stelle muss auch eingeschätzt werden, ob es sich in dem vorliegenden Fall um ein oder zwei Themen handelt. Nun versucht der Behandler zu verstehen, inwiefern sich diese Reihe mit der Vital-Empfindung kreuzt und in welcher Form sich dies durch den Fall hindurchzieht und wie es zum Ausdruck gebracht wird. (Verständnis der Reihen nach dem Entwurf von Scholten und der Weiterentwicklung durch Sankaran) Sobald der Therapeut in einem mineralischen Fall erkannt hat, ob sein Patient ein Salz benötigt oder eine reine Substanz, und sich über die Reihe oder die Reihen im Klaren ist, wird die Tiefe und die Intensität der Vital-Empfindung über die Spalten Auskunft geben, in denen sich das Mittel finden lässt. Dabei lässt sich auch oft das Miasma des Falles bestimmen. Danach ist es oft wichtig, das gewählte Arzneimittel über die Materia medica zu bestätigen oder in einigen Fällen auch über die Signaturenlehre.

Hat sich der Therapeut für eine **Pflanze** entschieden, ist es wichtig zu bestätigen, dass die Vital-Empfindung beständig ist und sich wiederholt. Oft finden wir die Empfindung und ihr Gegenteil, die sich auch immer wieder neu bestätigen lassen. Die wiederholte Empfindung hilft uns, das Unterreich zu bestimmen. Die spezifischen Vital-Empfindungen der einzelnen Pflanzenfamilien wurden in Tabellenform aufgegliedert und -gelistet. Auf diese Weise kann der Homöopath nicht nur die Familie bestimmen, sondern über das Miasma auch das spezifische Arzneimittel. Das genaue Sondieren der Vital-Empfindung auf der Empfindungsebene wird das Miasma aufzeigen. Dieser Teil wird in Band 4 eingehend behandelt.

Wenn zum Beispiel die Vital-Empfindung „gepackt, gefangen, steif, starr, gespannt und Bewegung bessert" ist, dann deutet dies auf die Pflanzenfamilie der Anacardiaceae hin. Wenn es sich um das thyphöse Miasma handelt, dann weiß man, dass man Rhus toxicodendron verschreiben muss.

Hat sich der Therapeut für ein **Tiermittel** entschieden, dann muss er die Vital-Empfindung auf Tiefe und Tempo hin überprüfen, um so das Miasma des Falls bestimmen zu können. Indem man die Sprache der Vitalempfindung genau erforscht, erkennt man das Miasma. Das Miasma wiederum erleichtert die Bestimmung der Unterarten. (So könnte z.B. das tuberkulinische Miasma auf ein Insekt und das sykotische Miasma auf ein Milchmittel hindeuten, usw.) Befinden Sie sich als Therapeut nun schon in der näheren Klassifizierung einer Tierart, hören Sie nicht auf, die Vital-Empfindung weiter zu erkunden. So lange, bis der Patient genügend Charakteristika oder sprachlich spezifische Ausdrücke geliefert hat, dass ein spezifisches Tiermittel bestätigt werden kann. Und dieses Mittel überprüfen Sie dann wiederum über Träume, Hobbys, Filme usw. (was auch immer den Patienten auf der Ebene von Wahnidee und Emotion berührt).

Hat der Therapeut sich für die **Nosoden** entschieden, kann er die Vital-Empfindung und die Sprache des Miasmas so lange überprüfen, bis sie sich in allen Bereichen des Falles wiederholen.

Zum Beispiel redet ein Patient von nichts anderem als dem Drang flüchten zu müssen, nicht atmen zu können, ständige Veränderung zu benötigen, usw. Die Verschreibung könnte Tuberculinum lauten. Doch Sie müssen sich darüber im Klaren sein, dass die Ausdrucksweise des Miasmas durch den gesamten Fall hindurch beständig und intensiv sein muss. Und dass keines der anderen Naturreiche vorherrscht.

Die **Imponderabilien** sind ein relativ unbekanntes Territorium. Wie auch immer, wenn ein Patient in spezifischer Sprachwahl eine Substanz beschreibt, die zu den Imponderabilien gehört, und das Energiemuster durch den gesamten Fall hindurch konstant bleibt, kann der Homöopath es für die Verschreibung in Betracht ziehen.

Dritter Schritt

Der dritte Schritt ist ein Rückblick auf alle vorherigen Schritte der Fallaufnahme. Der Fall ist dann vollständig, wenn auf jeder Stufe die gleiche Empfindung und das gleiche Energiemuster zutage kommen. Ein Wort wird zu einem generellen Phänomen und kann bestätigt werden, wenn die Wahrnehmung in lebendiger Weise beschrieben wird oder immer und immer wieder in allen Aspekten im Leben des Patienten betont wird.

Zum Beispiel sagt ein Patient: „Ich habe Schmerzen im Nacken und es fühlt sich sehr gespannt an." Der Arzt fragt: „Was ist gespannt"? Der Patient antwortet: „Mein Nacken wird sehr steif und ich kann mich nicht bewegen." Die lokale Empfindung ist gespannt, steif und kann sich nicht bewegen. Wie auch immer, der Therapeut muss herausfinden, auf welche Weise diese Spannung und Steifheit als generelles Phänomen angesehen werden können, bevor er beschließt, die lokale Empfindung als die Vital-Empfindung zu definieren. Sobald die Vital-Empfindung klar ist, sollte der Homöopath sie weiter und weiter verfolgen, so lange, bis das Naturreich, das Unterreich und die Quelle enthüllt sind.

Vierter Schritt:

Eines der Ziele dieser Methode der Fallaufnahme ist, die Patienten an den Punkt zu bringen, an dem sie die Sprache der Substanz sprechen, die sie benötigen. Zum Beispiel: Ich bin 360 Grad, sinke in den Boden, rage in den Himmel und spende Schatten, klingt wie ein Baum.
Nach diesen vier Schritten kann der Homöopath das Mittel verschreiben.

Eine Liste mit Musterfragen für die Fallaufnahme

Man kann die Fallaufnahme mit dem Herabsteigen von einer Leiter vergleichen. Jede Äußerung, die mit Energie gefüllt ist, entspricht einer Sprosse, die tiefer führt. Tiefer und tiefer. Eine bestimmte Ebene muss aufs gründlichste untersucht und erforscht werden, bevor man seinen Fuß sicher darauf abstellen und zur nächsten Ebene voranschreiten kann. Wann immer der Patient zurückfällt, bekommt er einen sachten Schubs nach vorne, so dass er weiter in die Tiefe geht.

Es ist von großer Wichtigkeit, die Fragen offen zu stellen, damit der Patient führen kann. Was heißt, der Patient ist es, der den Weg vorgibt. Der Homöopath wiederholt, was gesagt wurde, und bittet den Patienten, fortzufahren und seinen Zustand zu beschreiben. Die Worte, die der Homöopath aufgreift und wiederholt, sind genau die gleichen Worte, die auch der Patient benutzt hat. Zu Beginn der Fallaufnahme ist es sinnvoller, eine Reihe charakteristischer, energiegeladener Worte aufzugreifen als sich auf ein einzelnes Wort zu stützen.

- Erzählen Sie von Ihrem Problem. (Hauptbeschwerde)
- Was davon beschäftigt oder plagt Sie im Moment am meisten?
- Von all diesen Dingen, die Ihnen Stress bereiten, was ist es, unter dem Sie am meisten leiden?
- Auf welche Weise wirkt sich das auf Sie aus?
- Beschreiben Sie dieses ... (Wiederholen Sie die letzten Worte des Patienten genau!)
- Beschreiben Sie das genauer!
- Was ist die Empfindung dabei?

- Wie erleben Sie ... ? (Wiederholen Sie drei oder vier der Worte, die der Patient gebrauchte, um seine Situation oder Wahrnehmung zu beschreiben.)
- Wie fühlt sich das an?
- Beschreiben Sie dieses … Gefühl ein wenig genauer! (Wiederholen Sie die genauen Worte des Patienten!)
- Was ist das Empfinden von … ? (Wiederholen Sie die genauen Worte des Patienten!)
- Wenn Sie sagen …, was meinen Sie damit?
- Beschreiben Sie die Empfindung von … (Wiederholen Sie exakt die Worte des Patienten!)
- Wie fühlt sich … an? (Setzen Sie das exakte Wort des Patienten ein!)
- Was ist …? (Wiederholen Sie die genauen Worte des Patienten!)
- Erzählen Sie darüber.
- Wie fühlt sich das an?
- Beschreiben Sie das Gegenteil von … (Wiederholen Sie die genauen Worte des Patienten!)
- Wie fühlt sich das an, wenn Sie … müssen (was auch immer tun müssen)?
- und dann?
- Wann haben Sie dieses Gefühl nicht? (Wiederholen Sie die genauen Worte des Patienten!)

- Erzählen Sie mir (mehr) darüber.
- Welche Auswirkung hatte diese Situation auf Sie?
- Was würden Sie fühlen?
- Sie sagten, es war als ob ... (Wiederholen Sie die genauen Worte des Patienten!)
- Was ist die Empfindung von ... ? (die genauen Worte)
- Was haben Sie in dieser Situation gefühlt?
- Was würde Sie sich in dieser Situation besser fühlen lassen?
- Was würde Ihnen die meiste Besserung verschaffen?
- Was fühlen Sie, wenn Sie ... (tun, was am meisten bessert)?
- Welche Bücher mögen Sie? Was lesen Sie gerne?
- Wie wirkt sich das auf Sie aus?
- Was haben Sie dabei gefühlt?
- Was träumen Sie?
- Gibt es irgendetwas Unangenehmes in der Vergangenheit? Oder auch etwas ganz besonders Angenehmes?
- Tagträume?
- Was ist das für ein Gefühl?

- Welche Gefühle haben Sie dabei?
- Beschreiben Sie ... (Wiederholen Sie die genauen Worte des Patienten!)
- Wie ist der Schmerz? Wie fühlen Sie ihn? Wie erleben Sie diesen Schmerz?
- Was empfinden Sie dabei?
- Beschreiben Sie ... (die Empfindung)
- Beschreiben Sie diese Empfindung genauer.
- Beschreiben Sie das näher. (die Beschreibung bis jetzt)
- Was ist das Gegenteil davon?
- Bitte nennen Sie ein Beispiel!
- In welcher Situation haben Sie ... gefühlt? (Wiederholen Sie die genauen Worte des Patienten!)
- Erzählen Sie mir über ... (die bestimmte Situation)
- Beschreiben Sie das noch genauer.
- Erzählen Sie mir mehr darüber.
- Welche Empfindung ruft das in Ihnen hervor, körperlich oder emotional?
- Wie fühlt sich das an?

- Sie haben mir Ihre Situation sehr gut beschrieben. Ich brauche keine weitere Information darüber, aber was ist ... ? (Wiederholen Sie genau die vom Patienten gewählten Worte!)

- Was bedeutet ... (ein bestimmtes Wort)?

Fallbeispiel

Fall eines 46 jährigen Patienten mit rezidivierenden Halsentzündungen und Verdauungsstörungen
Von Dr. Rajan Sankaran,
26. November 2002

H: Bitte erzählen Sie mir von Ihrer Beschwerde.

P: Eigentlich sind es zwei oder drei Beschwerden. Zum einen eine wirklich heftige Entzündung im Hals, die ich alle paar Monate bekomme. Ich nehme dann Antibiotika. Fieber bekomme ich keines, auch keine Gliederschmerzen oder irgendwelche andere Schmerzen. Nur dieses Halsproblem. Es wird durch Wetterwechsel ausgelöst oder manchmal auch, wenn ich Öliges esse. Oder wenn ich in einem Restaurant esse, dann bekomme ich diese Halsentzündung auch wieder. Meistens ist es die linke Halsseite.

Mein anderes Problem ist der Magen. Vor ungefähr zweieinhalb Jahren habe ich jeden Morgen eine Stunde lang und jeden Abend eine Stunde lang diese Ausschläge über den ganzen Körper bekommen. Wie große Klumpen, die unheimlich juckten. Und ich hatte diese Aphten im Mund, richtig große auf der Zunge, im Mund drinnen; riesige Aphten, die über fünf oder sechs Tage am Stück bestehen blieben.

Also suchte ich einen Naturheilkundler auf, und der sagte, das Problem sei, dass mein ganzes System sehr schwach sei und dass ich einige Nahrungsmittel nicht verdauen könne. Er bat mich, keinerlei fermentierte Nahrungsmittel mehr zu mir zu nehmen, keine ölige Nahrung, keine gewürzte Nahrung, kein Trockenobst, keine Eiscreme, keine mit Kohlensäure versetzen Getränke. Also habe ich all das eingestellt. Ich habe überhaupt kein Öl oder Fett mehr gegessen und habe alle Weizenprodukte stark eingeschränkt. Die Beschwerden verschwanden. Doch dann hatte ich das Problem, dass ich sehr dünn und schwach wurde und ich diese Nahrungsmittel nun nicht mehr essen konnte. Wann immer ich so etwas esse, bekomme ich eine Aphte im Mund. Ich bin so schwach geworden, ich kann nichts mehr von all dem essen. Und von Zeit zu Zeit wird mein Magen total übersäuert, wenn ich nicht regelmäßig esse oder nicht rechtzeitig oder wenn ich zu viel Stress habe.

All diese Information, die wir vom Patienten erhalten haben, bewegt sich auf der Fakten-Ebene. Auf dieser Ebene des Falls bekommen wir den ersten Hinweis auf das Miasma und die Vital-Empfindung, die die Empfindung von Schwäche sein könnte. Das **Miasma** zeigt sich, als der Patient darüber berichtet, unterschiedlichste Dinge **vermeiden** und mit einer gewissen **Einschränkung** leben zu müssen. Er kann dies nicht essen, er kann das nicht essen. Er muss sich sehr einschränken. Warum befindet er sich in dieser Situation? Der Grund ist sein schwaches System. „**Schwach**" ist die **Empfindung**. Wie auch immer, an diesem Punkt gibt es noch keinen Hinweis auf das Naturreich des Falles, denn jedes Reich kann Schwäche vorweisen. „Schwach" muss nun weiter verfolgt werden. Und das Miasma ist auch nicht sicher bis zu dem Moment, wo die Ebene der Empfindung erreicht wird. Das Miasma wird über die Art und Weise bestimmt, **wie** die Empfindung erlebt und wahrgenommen wird.

P: Wenn ich schlucke, bekomme ich diesen leichten Schmerz unter dem Ohr. Das hat nichts mit meinem Hals zu tun. Und jeden Abend nach 17 oder 18 Uhr gehen für zwei bis drei Stunden entweder Winde ab oder ich muss andauernd aufstoßen. Vielleicht kommt das daher, dass ich keinen Dal (ein Linsengericht) essen darf. Wann immer ich Dal esse, bekomme ich das. Solange ich es vermeide, bin ich ok.
Bei jedem Wetterwechsel bekomme ich eine Sinusitis; alles hier oben staut sich. (Er deutet auf die Mitte seiner Stirn.) Wann immer sich das Wetter ändert, bekomme ich eine Sinusitis.

Wenn der Patient ein Symptom als etwas beschreibt, das sich unmittelbar auf ihn auswirkt, dann handelt es sich oftmals um ein Mittel aus dem Pflanzenreich. In der Natur reagiert die Pflanze unmittelbar auf jeglichen Wetterwechsel.

P: Jetzt ist auch meine Stimme ganz nasal geworden. Ich habe nicht mehr meine normale Stimme. Sie hat sich dauerhaft verändert.

Wenn ein Symptom als anhaltend jedoch nicht als fatal beschrieben wird, deutet das meistens auf das sykotische Miasma hin. In diesem Fall dauern die meisten der Beschwerden, wie Verdauungsproblematik, Hautausschläge und Sinusitis schon sehr lange an, sind jedoch nicht tödlich. Keines der Symptome wird als extrem ausgedrückt. Schildert ein Patient ein Symptom oder eine Situation als extrem, handelt es sich wahrscheinlich nicht um das sykotische Miasma. Der Therapeut sollte während der gesamten Fallaufnahme sehr aufmerksam nach Hinweisen suchen, die auf Miasma und Naturreich hindeuten. Nichts von all dem, was der Patient sagt, ist ohne Bedeutung.

H: Was ist Ihr größtes Problem? Was belastet Sie am allermeisten?

Der Patient hat viele Dinge aufgezählt und der Therapeut weiß nicht, mit welcher Beschwerde er beginnen soll. In so einem Fall kann der Homöopath zurückgreifen auf die Frage: Was ist Ihr Hauptproblem? Was von all dem plagt Sie am meisten?

P: Diese Halsinfektion – die macht mir schon Angst. Die macht mir wirklich zu schaffen.

Der Patient ist auf die Ebene der Emotionen übergegangen. Nun muss der Homöopath herausfinden, wie „Angst" sich anfühlt, so dass die Emotion zu einer Wahnidee (delusion) führen kann. Oder er fragt, auf welche Art und Weise der Patient diese Angst erlebt, wie er sie wahrnimmt und erfährt. Diese Frage könnte direkt auf die Ebene der Empfindung führen. Während man die Ebene der Empfindung exploriert, werden wichtige Handgesten auftreten.

Sollte sich dieses Gefühl von Angst als eine durchgängige Ausdrucksform in diesem Fall erweisen, wird es sich nicht nur auf den Hals beschränken. Wenn die lokale Empfindung zur generellen Empfindung wird, erfährt der Patient das, was er in seinem Hals erlebt, auch in seinem gesamten Leben. Der Therapeut sollte von Fragen absehen, die zu direkt sind, wie z.B: „Was meinen Sie mit Angst ganz allgemein?" Diese Frage könnte einen Rückschlag im Verlauf der Anamnese verursachen. Besser ist es, die Fragen so offen wie möglich zu halten:

H: Angst? ... Erzählen Sie ein wenig mehr.

P: Es kommt auf der linken Seite. Ich kann nicht schlucken, und dann nehme ich diese Antibiotika; das macht mir noch mehr Angst, weil ich diese Antibiotika alle zwei oder drei Monate nehmen muss. Das zweite Problem sind diese Blähungen und dass mein Verdauungssystem nicht ok ist.

H: Erzählen Sie von dem Halsproblem.

Der Patient beginnt abzulenken, hin zu seinen Verdauungsproblemen. Es ist jedoch besser, vorerst dem Hals auf der Spur zu bleiben, denn der Hals ist die Hauptbeschwerde.

P: Alle zwei Monate, wann immer ein Wetterwechsel stattfindet, es sehr kalt oder sehr heiß ist, dann kriege ich das. Dann kommt diese Halsentzündung einfach. Früher habe ich sie immer bekommen, sobald ich in einer klimatisierten Umgebung war oder in ein Zimmer mit Klimaanlage ging. Immer wenn ich rein und raus von der Sonne in einen klimatisierten Raum ging, bekam ich diese Beschwerden. Also versuche ich das so gut es geht zu vermeiden. Und wenn ich es kriege, nehme ich sofort eine Tablette. Ich habe keine anderen Beschwerden bei der Halsentzündung, keine Gliederschmerzen oder so. Aber wenn ich diese Antibiotika nicht nehme, dann wird es wirklich schlimm.

Er sagt, er muss **vermeiden**. Vermeiden ist oft ein Hinweis auf das **sykotische Miasma**. Und Aussagen wie: „Ich vertrage etwas nicht.“ oder „Das tut mir nicht gut.“, „Das macht mir zu schaffen.“ sind oft Hinweise auf das Pflanzenreich.

H: Also was ist das Problem?

Der Behandler kehrt zur Hauptbeschwerde zurück, um dem Patienten noch mehr an Information zu entlocken.

P: Ich bin ständig unter Antibiotika. Ich frage mich, warum das so ist. Es muss doch eine Lösung geben. Ständig muss ich diese Antibiotika nehmen, und das kann doch nicht gut sein, oder Herr Doktor? Vielleicht ist es das, was mir zu schaffen macht. Und meinem ganzen System, meinem Bauch, allem.

H: Was ist „nicht gut“?

P: Die Antibiotika.

H: Was meinen Sie mit „nicht gut“?

P: Letzten Endes macht das meinem ganzen System zu schaffen. Meinem Verdauungssystem, meinem Immunsystem. Ich habe überhaupt kein Immunsystem mehr übrig, nur wegen dieser Antibiotika. Es wird immer so schlimm, dass nichts mehr hilft, außer den Antibiotika. Vielleicht kommt es auch von irgendwelchen Nahrungsmitteln, die ich esse, aber ich weiß einfach nicht, wovon es wirklich kommt. Aber ganz sicher geht es bei einem Wetterwechsel los. Oder es passiert, wenn ich etwas Fritiertes gegessen habe, deshalb esse ich ja überhaupt nichts Fritiertes mehr. Wenn ich schlucke, bekomme ich dieses komische Gefühl auf der linken Halsseite, als ob da eine Blockade wäre.

Obwohl „Blockade“ wie ein wichtiges Wort klingt, hat es an dieser Stelle höchstwahrscheinlich keine Bedeutung, da es nicht mit genug Energie ausgesprochen wurde und auch nicht von Bildern oder Handgesten begleitet wurde. Außerdem hat der Patient das Wort „Blockade“ vorher noch nie erwähnt. Wahrscheinlich würde es nirgendwo hinführen, ginge der Therapeut diesem Wort nach.

H: Sie sagten, es mache Ihnen Angst, wenn Sie die Antibiotika einnehmen müssen?

P: Ich habe immer diese Angst in mir, dass ich hoffe, ich werde die Halsentzündungen nicht kriegen. Das beschäftigt mich die ganze Zeit.

H: Erzählen Sie ein wenig von dieser Angst.

P: Ich habe schon so unter diesen Halsentzündungen gelitten. Früher wenn ich sie bekam, da lag ich drei Tage im Bett. Ich konnte mich nicht einmal mehr bewegen. Damals hatte ich auch Fieber und Gliederschmerzen, aber seit zwei Jahren bekomme ich nur noch die Halsentzündung.

H: Was ist das für eine Angst?

P: Es ist Angst, diese Antibiotika nehmen zu müssen, weil es ohne einfach nicht weggeht.

H: Erzählen Sie mir über die Angst, diese Antibiotika nehmen zu müssen.

P: Es macht mir deshalb Angst, weil ich diese Antibiotika nun schon seit vier oder fünf Jahren einnehme. Vielleicht macht das meinem Immunsystem zu schaffen. Es geht immer weiter runter. Außerdem macht es meinem Magen zu schaffen. Meine Magen- und Darmschleimhaut ist schwach geworden. Ich kann nichts verdauen, ganz leichte Nahrungsmittel sind alles, was ich noch essen kann.

Der Patient ist zu der Empfindung von „schwach“ zurückgekehrt. Also verfolgt der Homöopath erneut „schwach“ weiter.

H: Wenn Sie sagen, Ihre Magen- und Darmschleimhaut ist schwach geworden, was meinen Sie damit?

P: Der Naturheilkundler sagte, dass mein System sehr, sehr, sehr schwach geworden sei und ich überhaupt keine schwere Nahrung verdauen könne. Er riet mir, mich an sehr, sehr einfache und leichte Nahrung, an ganz schlichtes Essen zu halten. Ein Augendiagnostiker sagte, ich hätte ein Darmgeschwür, und auch er sagte, ich könne nur ganz leichte Nahrung zu mir nehmen. Und dass ich kein Fleisch essen dürfe und nichts Schweres.

H: Wenn Sie sagen, Ihr System sei schwach geworden, was meinen Sie damit?

P: Mein Immunsystem ist schwach geworden. Ich fühle mich nicht sehr energievoll. Ich habe nicht zu viel Kraft in mir. Ich habe fünf oder sechs Kilo abgenommen, seitdem ich Diät halte. Ich esse nichts Fritiertes mehr und keinen Weizen. Ich esse nur noch Gemüse, keine Fette, keine Milchprodukte, keine Süßigkeiten – absolut nur noch eine sehr kontrollierte Art von Diät, nur Gemüse und ein wenig Getreide. Vielleicht hat das mein Gewicht so runter gebracht und mich so schwach werden lassen.

H: Wenn Sie sagen, Ihr Immunsystem ist so runter gegangen, was meinen Sie damit?

P: Immer und immer wieder bekomme ich diese Halsentzündung, alle zwei oder drei Monate. Bei jedem Wetterwechsel bekomme ich einen Katarrh und eine Sinusitis.

Der Patient geht zurück auf die Faktenebene, auf der er leichter erklären kann, warum sein System heruntergekommen ist. Doch der Homöopath will nicht zurück auf die Faktenebene. Er muss die Ebene der Empfindung oder Erfahrung erreichen. Den Homöopathen interessieren nicht die Fakten an sich, sondern wie sie vom Patienten erlebt und erfahren werden: Auf welche Weise erlebt der Patient dieses Gefühl von

Schwäche? Wie nimmt er es wahr? Also wiederholt der Homöopath seine Frage, bis der Patient ihm die nächste Ebene anbietet.

H: Wie fühlt sich das an, wenn das Immunsystem runter geht?

P: Ich fühle mich nicht stark, ich meine, ich hab nicht allzu viel Kraft. Da ist keine Kraft. Das ist das Grundproblem.

Dem Behandler fällt sofort auf, dass **stark** das Gegenteil von **schwach** ist, in Anlehnung an das Gesetz: „Von jeder Behauptung ist auch das Gegenteil wahr." Also verfolgt er „stark" weiter.

H: Erzählen Sie mir über „stark".

P: Wenn ich jemandem die Hand schüttle und dann spüre, dass die Hand des anderen so viel stärker ist. Vielleicht kommt das durch den Gewichtsverlust. Ich habe nicht allzu viel Durchhaltevermögen. Ich weiß nicht, das ist nur so ein Gefühl.

An diesem Punkt könnte der Homöopath an ein Mittel aus dem Mineralreich denken: Dem Patienten fehlt es an etwas, ihm fehlt Stärke. Also, warum ist immer noch unklar, ob es ein mineralisches Mittel ist oder nicht? Weil wir in diesem Fall noch nicht die Ebene der (Vital-) Empfindung erreicht haben!

H: Beschreiben Sie mir dieses Händeschütteln.

P: Wann immer ich jemandem die Hand gebe, habe ich einfach das Gefühl, ich habe keine Kraft im Vergleich zu dieser anderen Person. Das fühle ich jedes Mal so.

H: Was fühlen Sie in dem Moment?

P: Dass ich sehr schwach bin. Dass ich keine Kraft habe. Dass ich stärker sein sollte. Ich fühle mich unten. Die Kraft, sie ist nicht da.

wH: In dem Moment, wenn Sie Hände schütteln, was fühlen Sie?

P: Ich fühl mich ganz unten, dem anderen unterlegen.

Hier könnte der Therapeut glauben, es handele sich um ein Mittel aus dem Tierreich, weil der Patient ein hierarchisches Bild liefert. Doch anstatt vorschnelle Schlüsse zu ziehen, sollte der Behandler besser die Erfahrung weiter hinterfragen.

H: Beschreiben Sie dieses Gefühl ein wenig mehr.

P: Wenn ich Hände schüttele, habe ich das Gefühl, dass fast alle anderen Menschen stärker sind als ich. Ich fühle, ich habe nicht die Kraft in mir, verglichen mit der anderen Person.

H: Beschreiben Sie dieses „Nicht-die-Kraft-Haben". Wenn Sie sagen, Sie haben keine Kraft – was fühlen Sie? Was verbinden Sie damit?

P: Ich fühle mich lustlos und faul. Ich habe keine Lust zu viel zu tun. Ich fühle mich nicht sehr aktiv. Ich habe auch sexuell nicht mehr die Kraft, die ich haben sollte.

H: Beschreiben Sie dieses Gefühl, keine Kraft zu haben, noch etwas mehr.

P: Ich bin nicht in der Lage, sehr aktiv zu sein. Ich habe keine Energie oder genug sexuelle Kraft. Ich fühle ich mich auch ein wenig älter, als ich tatsächlich bin.

Der Homöopath greift die Worte des Patienten auf und gibt sie an ihn zurück, damit er eine tiefere Ebene erreicht. Der Patient hat „älter" damit gleichgesetzt, keine Kraft zu haben. Also befragt ihn der Behandler dahingehend weiter. Gleichzeitig versichert er dem Patienten, dass diese unnachgiebige Befragung dazu dient, das richtige Arzneimittel für ihn zu finden.

H: Erzählen Sie darüber, sich älter zu fühlen. Nur wenn ich verstehe, was Sie fühlen, kann ich das richtige Arzneimittel finden und Sie werden keine Beschwerden mehr haben. Wenn Sie sagen, Sie fühlen sich älter, was meinen Sie damit?

P: Hauptsächlich habe ich keine Energie und Kraft.

H: Erzählen Sie mir von der Kraft. Was meinen Sie mit Kraft? Das ist hier keine Prüfung. Es gibt keine richtige oder falsche Antwort. Sprechen Sie einfach das aus, was Ihnen ganz spontan in den Sinn kommt. Gedanken, Gefühle, Empfindungen im Körper – sprechen Sie es einfach aus.

P: Hauptsächlich fühle ich mich nicht energievoll. Ich fühle mich lustlos, teilnahmslos. Und ich fühle mich faul. Jeden Tag spüre ich, ich will dies machen und das machen. Aber wenn ich zurück (nach Hause) komme, spüre ich, dass ich nichts von alldem getan habe. Ich habe mich einfach nur zurückgelehnt und geträumt und darüber nachgedacht. Ich habe einfach nur Zeit vertan. Ich habe nicht die Energie, den Telefonhörer in die Hand zu nehmen und zu reden und das zu tun, was getan werden muss. Ich tue nichts anderes, als einen Großteil der Dinge einfach aufzuschieben. Alles im Leben, ob es eine kleine oder große Sache ist. Ich hab das Gefühl es ist ok, wenn ich das nicht heute mache. Ich kann es dann morgen machen. Im Grund ist die Energie nicht da, um meiner Arbeit nachzukommen.

Der Patient **schiebt** Dinge **hinaus**, was in diesem Fall einem **Vermeiden** gleichkommen könnte. **Er zeigt uns sein Miasma (Sykose), wenn wir ihn auf die Empfindung hin befragen (Schwäche und Stärke). Weil ich keine Kraft habe, vermeide ich. So ergibt sich die Frage: Was vermeidet er? Und das wird uns zu der Vitalempfindung führen,** die in der Polarität von Schwäche und Stärke liegt.

H: Erzählen Sie über das Aufschieben.

Diese Frage ist günstiger, als den Patienten zu fragen, was er vermeidet. Denn letzteres würde wahrscheinlich ausufern in Details seiner allgemeinen Lebensgeschichte, die wir nicht benötigen. Ab dem Moment, an dem die Hauptbeschwerde auf der Empfindungsebene aufgespürt wurde, werden sich alle Themen des Lebens zeigen und den Kern des Falles enthüllen.

> P: Ich schiebe schon seit meiner Kindheit alles auf. Zum Beispiel beim Lernen oder wenn ich mich mit jemandem ein Gespräch führen sollte. Wenn mich irgendjemand konfrontiert, sage ich: „Okay, geht klar, aber nicht heute. Lass uns das morgen besprechen." Ich gehe einfach davon aus, dass sich das Problem bis morgen von alleine löst, ohne dass ich mich der Sache stellen oder mit ihr auseinandersetzen muss. Ich glaube aber nicht wirklich, dass das so funktioniert, obwohl einige Dinge, besonders zwischenmenschliche Probleme, sich sehr wohl mit der Zeit von alleine lösen. Also schiebe ich Probleme weiter vor mir her, damit ich sie nicht lösen muss, damit ich mich keiner schwierigen Thematik oder Situation stellen muss.

Der Therapeut braucht an dieser Stelle nicht nach der Kindheit zu fragen oder nach der Lebensgeschichte. Das würde an dieser Stelle nur verwirren. Bleiben Sie bei der viel direkteren Methode, wie wir sie bis jetzt angewandt haben:

> H: Was ist eine schwierige Thematik oder Situation?

> P: Nicht „Nein" zu jemandem sagen zu können. Nicht sagen zu können: „Das geht nicht." Ich sage immer, es sei in Ordnung, dass alles in Ordnung sei. Nicht fähig zu sein, „Nein" zu sagen oder standhaft zu bleiben.

> H: Erzählen Sie mir von schwierigen Themen. Was sind schwierige Themen, die Sie gerne auf die lange Bank schieben?

> P: Jede Art von Auseinandersetzung.

Auseinandersetzung ist, was der Patient aufschieben will. Auseinandersetzung ist etwas Menschen-Spezifisches. Nun muss der Homöopath dem Nicht-Menschen-Spezifischen nachgehen.

H: Erzählen Sie darüber.

P: In meinem Büro arbeiten zwei oder drei Teams zusammen. Manchmal gibt es persönliche Probleme oder ein Team mag das andere nicht. Ich sage dann immer nur: „Macht mal langsam, beruhigt Euch!" Anstatt klarzustellen, dass diese spezielle Arbeit auf genau diese Art gemacht und von ihnen erledigt werden muss. Ich bin ein bisschen weich mit so etwas. (Handgesten beginnen.)

Seine Hände beginnen sich zu bewegen, weil er der zentralen Thematik näher kommt. Er will Auseinandersetzung vermeiden. Es ist seine Wahnidee, sein Albtraum, sein Terror. Es ist die Situation, die ihm am allermeisten Stress bereitet. Das ist, was wir als Ebene der Wahnidee bezeichnen. Mit dem Wort „weich" beginnt sich seine Hand zu bewegen, und weich ist ein nicht-Menschen-spezifischer Ausdruck.

H: Was bedeutet weich?

P: Ich fälle nicht gerne harte Entscheidungen. Ganz zum Schluss schon, aber so lange es geht, versuche ich, die harte Entscheidung hinauszuzögern. (Handgeste)

Der Begriff „hart" ist das Gegenteil von „weich" in nicht-spezifischer Ausdrucksweise.

H: Was ist eine harte Entscheidung?

P: Der Person ins Gesicht zu sagen: „Das muss gemacht werden, und zwar genau so! Wenn Sie es nicht so machen wollen, müssen Sie gehen!" Ja, so in der Art. Solche Sachen finde ich unheimlich schwierig.

H: Was ist die Empfindung bei einer harten Entscheidung?

P: Es hat mit meiner geistigen Einstellung zu tun. Vielleicht würde ich jemanden verärgern, wenn ich die harte Methode wähle. Oder vielleicht habe ich auch einfach nicht den Schneid, dem Problem ins Auge zu sehen. Wenn ich der Person sage: „Es wird genau so gemacht“, und die Person würde tatsächlich gehen – vielleicht hätte ich ja gar nicht den Mut, das auszuhalten. Es hat mit Mut zu tun.

H: Erzählen Sie über Mut.

P: Naja, zu sagen – sollte das passieren, dann komme ich auch alleine zurecht. Dieser Mut fehlt mir manchmal. Vielleicht wähle ich deshalb nie die harte Option wie: „Okay, entweder Sie machen das genau so oder Sie können es einfach vergessen!“

H: Um was geht es bei Mut? Sie sagen, Sie hätten keinen Mut. In welchen Situationen?

P: Am wenigsten Mut habe ich in familiären Situationen. Meine Frau sagt, das und das wird genau so gemacht. Aber vielleicht liegt sie damit falsch. Ich habe aber nicht den Mut, ihr zu sagen, dass Sie Unrecht hat und dass sie es so nicht machen kann. Ich habe einfach nicht den Mut oder die Überzeugungskraft, energisch aufzutreten. Vielleicht tue ich das im Büro, energisch, aber zuhause bin ich dazu nicht in der Lage.

H: Erzählen Sie darüber.

P: Meine Kinder, Ehefrau und die Eltern, sie haben ständig Probleme untereinander. (spezielle HG) Meine Frau will eines der Kinder unbedingt in ein Internat geben, und das macht mir sehr zu schaffen. Ich habe das Gefühl, dass wir das nicht tun sollten. Also was mache ich? Ich sage: „Warten wir ab …, dann sehen wir schon.“ Die letzten zwei Jahre ging das gut, weil wir diesen Streitpunkt nicht mehr auf den Tisch gebracht haben. Aber meine Frau wird damit wieder ankommen und dieses Jahr wird sie das Kind mit Sicherheit in ein Internat geben. Das Problem löst sich nicht von selbst. Wenn man am Ende eines Tages noch ein Machtwort spricht, wird die andere Person sehr aggressiv. Und das mag ich nicht. Also schiebe ich das hinaus.

H: Und was passiert, wenn die andere Person aggressiv wird? Das ist, was Sie nicht wollen, nicht wahr?

P: Ja. Was meine Frau betrifft, die packt einfach ihre Taschen und geht. Und im Büro habe ich das Problem nicht so.

H: Erzählen Sie über das Taschenpacken und Weggehen.

P: Meine Frau macht das so jedes Jahr, oder alle zwei. Ihr Problem ist, dass sie jeden Monat vor ihrer Menses sehr launisch wird. Sehr scharf, sehr aggressiv. Dann schreit und brüllt sie. Alle von uns sind überaus vorsichtig mit ihr. Aber es kann sein, dass sie einfach ihre Taschen packt und für eine Stunde weggeht, und dann kommt sie wieder zurück.

H: Was passiert, wenn sie ihre Taschen packt?

Diese Frage ist wichtig, denn sie richtet sich an das, was der Patient vermeidet.

P: Dann ist da eine ganze Menge Angst in mir. Was werde ich nun tun? Diese Angst ist groß. Wir haben drei Kinder. Was wird mit den Kindern geschehen?

Die Angst des Patienten ist verständlich und logisch. Das sind seine Ängste und sie sind nachvollziehbar. Der Homöopath ist nicht daran interessiert, sie weiter zu verfolgen.

H: Was ist das für eine Angst?

P: Wer wird die Kinder großziehen? Was wird mit ihnen geschehen? Um die Kinder bin ich sehr besorgt, besonders weil sie noch so klein sind. Sie sind sechs, zehn und dreizehn. Wie wird sich das auf ihr Leben auswirken, wenn unsere Familie sich trennt (HG), wenn die Mutter nicht da ist?

Diese Handgesten erzählen die innere Geschichte. Ganz langsam bewegt sich der Fall auf die Empfindungsebene zu, dahin, worum es wirklich geht.

H: Inwiefern wird sich das auf ihr Leben auswirken?

P: Wir sehen viele Kinder, die schwer betroffen sind von diesen „Zerbrochenen-Familien-Geschichten". (HG: Die Hände bewegen sich zunächst aufeinander zu und trennen sich dann wieder.) Es hatte schwere Auswirkungen auf sie. Diese Art von Angst habe ich um meine eigenen Kinder.

Diese Sprache weist auf das Pflanzenreich hin. Denn die Empfindung ist nicht, dass es ihm an etwas fehlt oder dass er etwas verlieren wird. Er in sich ist vollständig, allerdings geschieht etwas mit ihm. Wäre es ein Tierfall, würde er fühlen: „Wie wird meine Familie ohne die Mutter überleben?" Wäre es ein Mineralfall würde die Empfindung lauten: „Wir sind nicht in der Lage, für uns selbst zu sorgen." Doch in diesem Fall ist das Gefühl: „Unsere Familie, die mal so war, ist nun so ... " Er wählte das Wort „zerbrochen", was auf das Pflanzenreich deuten könnte, weil etwas mit ihm geschehen ist. Das Gegenteil von „zerbrochen" ist „zusammen": Zusammen versus getrennt oder zerbrochen.

H: Erzählen Sie von dieser Angst.

P: Das ist, was man in den Filmen sieht. Kinder werden drogenabhängig, bekommen schwere Depressionen, sie werden beeinträchtigt, leben kein normales Leben, usw. Das ist, was ich gesehen und gehört habe. Wenn Eltern sich scheiden lassen, wachsen die Kinder mit großen Problemen auf. Es ist nur eine Angst, die ich habe, vielleicht passiert das ja auch gar nicht.

H: Erzählen Sie über diese Angst. Was genau ist die Angst?

P: Als erstes, wer wird die Kinder großziehen. Wie werden sie sich fühlen ohne

Mutter oder Vater? Sie werden sich nicht vollständig fühlen und sie würden sehr unsicher sein, eben nicht so aufwachsen wie es sein sollte.

H: Wenn Sie sagen, sie werden sich nicht vollständig fühlen, was ist „nicht vollständig"?

P: Sie sollten beide Eltern bei sich haben. Also wenn meine Frau oder ich sterben würden (HG: Hände bewegen sich zunächst aufeinander zu und trennen sich dann wieder.), das ist eine Angst, die ich ständig habe: Was wird mit meinen Kindern geschehen? Auch wenn ich fliege, ist meine einzige Angst, was wird mit den Kindern passieren, wenn mir etwas zustößt.

H: Was wird mit ihren Kindern geschehen? Was werden sie fühlen?

P: Sie hätten keinen Vater mehr.

Wäre dies ein Mineralfall, hätte der Patient gefühlt: Besitze ich die Kapazität, bin ich mit dem ausgestattet, was einen Vater ausmacht? Es mangelt mir an Sicherheit. Es mangelt mir an Nahrung, Geld, Fürsorge und einem Haus. Ich bin nicht unabhängig. Doch der Patient nannte kein einziges dieser Worte. Er nannte nichts, was mit Struktur in Verbindung steht. Seine HG und seine Bilder haben mit Struktur nichts zu tun.

H: Was werden sie fühlen?

P: Sie werden sich einsam fühlen.

H: Beschreiben Sie dieses einsame Gefühl.

P: Sie werden so wahnsinnig alleine sein. (Er wird emotional und weint.)

H: Beschreiben Sie das. Beschreiben Sie, was Sie meinen. Es kamen einige Emotionen auf; beschreiben Sie, was Sie fühlen! Beschreiben Sie, welche Emotionen in Ihnen aufkommen!

P: Keiner auf der Welt ..., der sie erziehen wird, sie großziehen wird. Was werden sie tun, wenn ich nicht da bin? Sie werden wahnsinnig einsam sein. Im Grunde genommen haben sie dann niemanden mehr.

H: Beschreiben Sie das einsame Gefühl.

P: Es wird sehr hart für sie sein, ganz auf sich alleine gestellt aufzuwachsen. Ohne Geld, ohne Ausbildung.

Den Kindern wird es nicht im Sinne eines Mineral-Falles mangeln. Hier geht es um „hart“.

H: Erzählen Sie über „hart“. Wenn Sie sagen: „Es wird hart für sie“, beschreiben Sie, was Sie damit meinen.

P: Ohne jemanden, der sie ermutigt, der ihnen die Hand hält, sie liebt, sich um sie sorgt. Das ist die Angst, die ich habe, wenn ich nicht mehr da sein sollte.

Ein Mineral-Fall würde sagen: Fürsorge ist, etwas zu geben, wie Nahrung, Geld, Sicherheit.

H: Jemanden, der sie ermutigt, ihre Hand hält, sich um sie sorgt – beschreiben Sie dieses Gefühl ein wenig mehr.

P: Ich verbringe überhaupt keine Zeit mit ihnen. Ich bin ständig auf Reisen und am Arbeiten. Ich hoffe immer nur, dass ich morgen mehr Zeit mit ihnen verbringen werde.

H: Beschreiben Sie ein Bild von „lieben“, „halten“, „umsorgen“.

P: Ich will bei ihnen sein, ich will die ganze Zeit zusammen mit ihnen sein. (HG: führt seine Hände zusammen)

H: Was zeigen Sie mit Ihren Händen?
P: (führt seine Hände wieder zusammen) Bei ihnen zu sein.

H: Wenn Sie Ihre Hände zusammenführen, was zeigen Sie?

P: Sie einfach nur zu halten, sie zu umarmen, sie irgendwie zu ermutigen, ihnen auf die Schulter zu klopfen.

H: Führen Sie einfach nochmals Ihre Hände zusammen. Was bedeutet das?

P: Ich will alle von Ihnen zusammenhalten, die ganze Familie zusammen. (wiederholt die HG)

H. Wenn Sie die ganze Familie zusammenhalten, was ist das für ein Gefühl?

P: Ich fühle, alle von ihnen werden glücklich zusammen sein, die ganze Familie, und auch die ganze Familie einfach zu beschützen.

H: Beschreiben Sie „die ganze Familie zusammen".

P: Ich hätte so gerne, dass alle meine Kinder, meine Familie, Eltern, Brüder und deren Familien alle zusammen arbeiten und glücklich sind. Wir machen gemeinsame Geschäfte als Großfamilie.

H: Was ist „zusammen"?

P: Alle von uns arbeiten zusammen, sind glücklich. (HG: Hände kommen zusammen)

H: Was ist "zusammen"?

P: Nicht gespalten zu sein, nicht getrennt zu sein. (HG: Hände gehen auseinander)

Was vermeidet der Patient? Es ist das Gespaltensein, das ist die wesentlichste Ebene dieses Falles. Und dort liegen die exakte Empfindung und auch das Miasma.

H: Erzählen Sie über „gespalten“ und „getrennt“. Ist es für Sie von Bedeutung, dass es keine Spaltung oder Trennung geben sollte?

P: Ja.

H: Wie wichtig? Wie stark wirkt sich das auf Sie aus, wenn Sie sehen, dass es Spaltung oder Trennung geben kann?

Er beginnt zu weinen, als er über Spaltung und Trennung redet. Diese Ausdrücke sind nicht-Menschen-spezifisch und es ist sehr interessant, die Worte der Natur durch einen Menschen hindurch sprechen zu hören.

P: Sehr stark.

H: Erzählen Sie über Spaltung und Trennung.

P: Schließlich habe ich sie alle zusammen großgezogen (HG). Ich habe dieses Geschäft gegründet, eine Karriere begonnen. Ich habe zwei jüngere Brüder. (Er weint.) Sie sind wie meine Kinder. Das Ganze ist wie eine Familie für mich. Sie waren alle so gut zu mir, sehr umsorgend: Meine Frau, Brüder, Eltern ... alle von ihnen. Im Grunde genommen bin ich derjenige, der eine Ausbildung bekommen hat und mit dem Unternehmen begonnen hat. Wir hatten eine Menge Tiefs, doch mittlerweile läuft es wirklich gut. Aber wir sind zusammen. (HG) Mein Hauptgefühl ist, dass wir immer alle zusammenbleiben sollten. (HG: beide Hände zusammen)

H: Was ist das für ein Gefühl, wenn alle zusammen sind?

P: Ich fühle mich sehr glücklich.

H: Was ist glücklich?

P: Ich fühle mich sehr zufrieden, sehr erfüllt.

H: Was ist das Gegenteil davon?

P: Das Gegenteil ist: Alle trennen sich, gehen ihren eigenen Weg, (HG mit Händen die sich trennen.) streiten um Belanglosigkeiten. Ich habe es bei vielen Familienunternehmen beobachtet. Das Hauptproblem kommt über die Trennung, wenn das Unternehmen sich trennt. Eine Frau oder ein Kind rufen so ein Problem hervor, und dann wird alles, was jemals geschaffen wurde, zerstört. (HG: Hände gehen auseinander) Das Unternehmen wird zerstört, der Name wird zerstört. (HG in eine Richtung für erschaffen, in die andere Richtung für zerstören – was die zwei Polaritäten wiedergibt.)

H: Erzählen Sie darüber. Das ist sehr wichtig. Ich glaube, es handelt sich hierbei um ein wichtiges Thema für Sie.

P: Ja. Diese Gedanken sind in meinem Hinterkopf immer vorhanden. Dass wir alle zusammen sein sollten. Wir haben gemeinsam begonnen. Ich habe es begonnen, und die anderen sind hinzugekommen. Unter meiner Führung sind wir gestartet, und heute geht es uns gut. Wir haben überall Büros. Wir haben keine Streitpunkte. Wir alle arbeiten ganz gut zusammen und alle hören auf mich. Aber meine Angst ist, dass Leute das eine oder das andere wollen, und dann findet diese Spaltung statt. Das ist zumindest, was ich bei den meisten anderen Familien gesehen habe. Und dann wird alles zerstört.

H: Was passiert, wenn die Spaltung stattfindet?

P: Was immer auch erschaffen wurde – es wird zerstört werden. Alles was zusammen funktioniert – es wird nicht mehr funktionieren, sobald diese Spaltung stattfindet.

H: Erzählen Sie mir von diesem „was zusammen funktioniert".

P: Die Stärke von uns, solange wir zusammen sind, die ist dann weg. Dann ist alle Kraft weg.

Schwäche und Stärke werden hier wiederholt. Genauso wie zu Beginn des Falles.

P: Ich habe das Ganze begonnen als ich noch jung war. Ich konnte es leisten. Aber wenn ich alt bin, wenn ich fünfzig oder sechzig bin, werde ich die Kraft dazu nicht mehr haben, das alles nochmals aufzubauen. Es wird nicht möglich sein, das Ganze wieder aufzubauen, wenn es mal gespalten ist. Ich werde weder die Energie noch das Talent dazu haben. Das Alter wird mir nicht zur Seite stehen. Die meisten Unternehmen entstehen über Beziehungen, und das ganze Ding noch mal von ganz unten aufzubauen, das würde sich sehr schwierig gestalten.

Der Patient hat das Gefühl, die Spaltung vermeiden zu müssen. Denn wenn sie passieren sollte, würde er nicht die Kraft haben, alles wieder aufzubauen. Das ist eine sehr sykotische Einstellung. Das ist die Haltung eines Menschen mittleren Alters.

H: Die meisten Unternehmen sind auf Beziehungen aufgebaut, also was passiert dann?

P: Da ist dieses passende Team: Meine Brüder und die Kollegen, somit läuft es weiter. Aber wenn es einen Bruch in der Familie oder dem Team gibt, dann wird die ganze Sache zerstört. Sie dann wieder neu aufzubauen oder neu zu beginnen, dazu hätte ich die Energie nicht mehr. Alles was getan wird, dient dieser Generation und auch der nächsten.

H: Gibt es noch irgendetwas, das Sie erwähnen möchten?

P: Diese sinnlose und schwachsinnige Angst, krank zu werden, das ist eine große Angst von mir. Immer wenn ich verreisen muss, habe ich Angst, dass etwas passieren wird. Also vermeide ich es.

H: Wie wirkt sich diese Angst auf Sie aus?

P: Macht mich noch unsicherer, noch nervöser, weniger zuversichtlich. Vor noch fünf Jahren hatte ich viel mehr Vertrauen. Nichts konnte mich aus der Ruhe bringen. Aber mit diesen Entzündungen habe ich eine ganze Menge meines Selbstvertrauens verloren. Ich lache nicht mehr so viel, ich genieße mein Leben nicht mehr. Ich kann nicht entspannen und habe ständig Angst, krank zu werden. Es geht immer in mir um, dass ich ständig Antibiotika nehmen muss wegen dieser Sache und dass mein Immunsystem immer schlechter wird und es dann meinem Bauch schlecht geht und ich dann dieses Blähungsproblem bekomme.

H: Haben die Blähungen irgendeinen Geruch?

P: Nein, keinen Geruch, weil ich nur diese leichte Nahrung zu mir nehme, ohne Öl und Ghee (indisches Butterschmalz). Und ich kann diesen Schmerz nicht ertragen, diese Geschwüre im Hals und auf der Zunge. Sie sind noch schlimmer als die Halsentzündung. Also bin ich, was meine Diät betrifft, sehr, sehr vorsichtig. Kann ich ein Notfall-Rezept für dieses Halsproblem bekommen? Denn es wird wirklich richtig schlimm.

Fallanalyse

Viele verschiedene Dinge wirken sich auf den Patienten aus. Wetterwechsel, fettige und reichhaltige Nahrung. Am Anfang gibt es keine spezifische Empfindung, außer den Dingen, die sich auf ihn auswirken. Der Naturheilkundler riet ihm, dieses und jenes nicht mehr zu sich zu nehmen, und er kann einige Nahrungsmittel nicht mehr verdauen.

Innerhalb seiner Selbstwahrnehmung ist er dünn und schwach geworden und kann gewisse Nahrungsmittel nicht mehr essen. Diese Wahrnehmung seiner selbst zeigt die Empfindung und das Miasma. Es handelt sich um das sykotische Miasma, weil er diese Dinge vermeidet. Die anfängliche Wahrnehmung ist, dass er schwach und dünn sei und Stress nicht ertragen könne. Insbesondere keinen Stress durch bestimmte Arten von Nahrung. Die Frage nach dem Naturreich ist noch offen. Sie wird sich klären, sobald der Fall eine tiefere Ebene erreicht. Die Hauptbeschwerden sind seine Halsbeschwerden und seine Blähungen, die durch Antibiotika verursacht werden.

Er sagt: „Meine Magenschleimhaut ist schwach geworden. Ich habe keine Kraft." Ein Tiermittel könnte diesen Gedanken von Schwäche auf diese Weise ausdrücken: Er selbst sei schwach, die andere Person aber stark. Aber eine Opfer-Angreifer-Thematik müsste sich durch jeden Aspekt des Falles hindurchziehen. Das ist hier nicht der Fall.

Bei diesem Patienten spielt das Thema der Vermeidung eine große Rolle, besondern wenn es um Auseinandersetzungen geht. Er sagt: „Ich verschiebe die harte Entscheidung." Wird er auf „harte Entscheidung" hin befragt, teilt er uns mit, Angst davor zu haben, die andere Person könne aggressiv werden. Zum Beispiel, dass seine Frau ihre Taschen packen und gehen könnte. Die Emotion ist eine tiefe Angst. Nach näherer Befragung zu dieser Angst kommen seine Sorgen um die Kinder ins Spiel. Er macht sich Gedanken, wie es sich auf die Kinder auswirken würde, wenn die Mutter sie verlassen würde, wie eine Trennung, eine zerbrochene Familie die Kinder in Mitleidenschaft ziehen könnte. Und hier an diesem Punkt der Fallaufnahme kommen Handgesten und Energie hinzu. Die tiefer liegende Empfindung, die auf der Empfindungsebene zum Ausdruck kommt, ist „zerbrochen und getrennt". Und diese tiefe Empfindung wird durch die Handgesten bestätigt, die den Vorgang der Trennung darstellen.

In diesem Fall geht es nicht um etwas, was man früher einmal besessen und später verloren hätte. Es geht darum, dass etwas vollständig ist (die Familie, die zusammen ist) und dann gespalten wird. Etwas Ganzes, aus dem zwei Teile werden. Die Erfahrung der Empfindung ist: Es ist *eine* Familie, *ein* Unternehmen – und zusammen bedeutet hier EINS zu sein.

Die gegenteilige Wahrnehmung lautet: Sollte eine Spaltung erfolgen, wird es nicht mehr möglich sein, alles wieder zusammenzufügen. Daher muss die Spaltung vermieden werden. Spaltung ist das Gleiche wie Trennung und ist eine tiefliegende Empfindung, weil sie durch die Handgesten bestätigt wird, die diese Spaltung zeigen.

An diesem Punkt der Fallaufnahme, nachdem die tiefste Empfindung enthüllt wurde, wird klar, dass es weder um Opfer oder Angreifer geht noch um eine ihm innewohnende Strukturschwäche. (Denn er fühlt nicht, dass es seiner Familie oder seinem Unternehmen an etwas mangelt.) Es geht um dieses Gefühl: Außerhalb von ihm könnten Dinge zerbrechen oder sich spalten, weshalb er sehr vorsichtig sein muss. Er sagt:

„Sobald ein Riss in der Familie oder dem Team ist, wird die ganze Sache zerstört." Und genau das versucht er zu vermeiden.
Eine Wortwechsel, ein Streit oder unterschiedliche Ansichten können eine Spaltung hervorrufen, und diese Situationen vermeidet er. Er vermeidet eine Spaltung, weil er Zusammengehörigkeit sucht und eins sein möchte.
Die Definition von Spaltung lautet: Von einem Ende zum anderen zu trennen oder entlang der Faserrichtung durch einen scharfen Schlag. Auseinanderbrechen oder auseinanderreißen; auf etwas Gewalt ausüben in einer Weise, dass es auseinandergerisssen wird; zu trennen, zu entzweien; getrennt zu werden, als das Ergebnis von Uneinigkeit oder Meinungsverschiedenheit; sich aus der Gemeinschaft lösen. (In diesem Fall wenn die Frau ihre Taschen packt und geht.) Ein Bruch, ein Riss in einer Gruppe; ein schmaler Spleiß biegsamen Holzes, wie er benutzt wird um Körbe zu flechten. Etwas, was man trennen kann. Zart, zerbrechlich und feingleidrig sind Eigenschaften eines Dinges das „getrennt", „gespalten" ist.

Welche Pflanzenfamilie hat diese Empfindungen? Die Coniferen.

Die Rubrik *Gemüt; Wahnidee, Einbildung; Körper, Körperteile;* sind *zerbrechlich* ist die erste Rubrik mit zwei oder mehreren Mitteln der Coniferen. Zerbrechlich bedeutet spröde, etwas kann leicht zerspringen, zerbrechen, oder zerschlagen werden. Sequoia gigantea hat die Rubrik „Der Körper ist zerbrechlich". Thuja hat das Gefühl der Zerbrechlichkeit. Eine andere Bezeichnung für zerbrechlich ist gläsern, spröde, zart, brüchig. Zerbrechlich wie Glas.

Der Patient drückt seine Zerbrechlichkeit aus, indem er sagt, seine Magenschleimhaut sei so schwach geworden. Er kann keine schwere Nahrung mehr vertragen.

Thuja hat folgende Wahnideen und Symptome:

- Wahnidee, Körper, Körperteile seien zerbrechlich, spröde,

- Wahnidee, der Körper sei dünn und zerbrechlich als ob er aus Glas sei,

- Gemüt; WAHNIDEE, Einbildung; Körper, Körperteile; zart, empfindlich, Glas sie bestehe aus

- Empfindung als ob der ganze Körper sehr dünn und anfällig sei und dem geringsten Angriff nicht widerstehen könnte. Als ob die Verbindung der Körperteile sich auflösen würde.

- Gemüt; Wahnidee, Einbildung; Körper, Körperteile; Verbindung des, werde sich auflösen

- Gemüt, Wahnidee, Einbildung; der Körper zerfalle in Stücke, der Körper sei in Gefahr (Einmittelrubrik)

- Wahnidee, der Körper sei dünn (zwei Mittel)

- Wahnidee, in zwei Teile geteilt zu sein; kann beim Aufwachen nicht sagen, von welchem Teil er Besitz hat. (Einmittelrubrik)

- Wahnidee, in zwei Teile geteilt zu sein

Die Empfindungen der Coniferen sind: unverbunden, abgeschnitten und getrennt. Das Gefühl der Auflösung, Trennung der Coniferen ist nicht als die Trennung von einer Sache zu verstehen. Das Gefühl ist vielmehr: „Ich bin zerbrechlich, spröde; ich werde zerbrechen, zerbröckeln und von mir selbst gelöst sein." Die Kontinuität, der Zusammenhalt des Körpers ist aufgelöst. Etwas Ganzes hat einen Riss bekommen und die Einheit des Ganzen ist weg. Die Vollständigkeit ist verloren gegangen, wie bei Glas. Wenn ich einen Gegenstand aus Glas mit etwas Hartem stoße, zerbricht er. Der Zusammenhalt des Glases verschwindet, es ist nicht mehr länger *ein* Glas. Es ist in viele Teile gesplittert. Mit Glas muss man sehr weich umgehen. Die harte Option kann es nicht ertragen. Es bedarf einer weichen Option.

Die Empfindungen der Coniferen sind:

- zerbrechlich
- zerbrochen
- verbunden / unverbunden
- leer / voll
- abgeschnitten
- fragmentiert
- brüchig, spröde

Verschreibung: Der Patient erhielt eine Einzeldosis Thuja 1 M am 26. November 2002.

F

ÜBUNGEN

Teil I

Nennen Sie Beispiele, wie Sie Ihre Fragen an folgenden Stellen der Fallaufnahme gestalten würden:

1) eine eröffnende Frage
2) eine Frage auf der Faktenebene im Rahmen der Hauptbeschwerde
3) wenn der Patient von der Hauptbeschwerde abrückt
4) um von der Emotionsebene auf die Empfindungsebene zu gelangen
5) um von der Ebene der Wahnidee auf die Ebene der Empfindung zu gelangen
6) Nachdem Sie eine HG auf der Empfindungsebene beobachtet haben, welche Frage würden Sie stellen, um den Patienten in die Sprache der Empfindung zu dirigieren anstatt noch mehr über seine Lebensgeschichte zu hören?
7) eine Äußerung der Bestätigung und Zusicherung an den Patienten

Teil II

Für diese Übung benötigen Sie ein Stück Papier, um die Zeilen abzudecken, die der fettgedruckten Frage folgen. Und fragen Sie sich selbst, welche Frage Sankaran als nächste gestellt hätte. Die Buchstaben HG bedeuten, dass eine Handgeste beobachtet wurde.

Fall einer Frau mit Migräne
von Dr. Rajan Sankaran
11. November 2003

P: Wenn man alt wird, muss man sich an die Schmerzen und Wehwehchen gewöhnen. Es hat nachts angefangen mich zu plagen, ich steckte fest (HG), bis mein Mann mich massierte. Ich konnte nicht aufstehen. Ich habe Ovaron eingenommen und das gab mir so ein beschwingtes Gefühl. Ich habe an Gewicht zugenommen und das hat mich wahnsinnig gemacht. Wegen des Ovarons hatte ich diesen Flüssigkeitsstau und eines Morgens war es richtig schlimm, ich konnte mich nicht einmal mehr auf die Seite drehen. Ich habe mich in einem Fitness Studio angemeldet, um ein leichtes Training zu machen. Bei einer Röntgenuntersuchung stellte sich heraus, dass meine Knochendichte richtig schlecht ist. Meine Knochen sind fast durchsichtig. Ich nahm also 1000 mg Calcium täglich ein und benutzte dieses Ovaron Gel und alles schien stabil. Mein Rücken ist stabil.

Was würde der Therapeut an dieser Stelle fragen?

H: Erzählen Sie mehr.

P: Ich stecke nachts nicht mehr fest. Ich habe keine Rückenschmerzen mehr. Aber seit zehn Tagen habe ich Kopfschmerzen, und ich hatte nie Kopfschmerzen. Ich hatte ja keine Ahnung was Kopfschmerzen sind. Es war so grausam.

Ich konnte nicht denken, nicht sehen und mir war ja so übel. Ich dachte dieser Schwindel macht mich wahnsinnig. Ich ging wieder zu meinem Hausarzt. Aber der fragte mich nach der Ursache und woher soll ich die wissen? Es gibt zweitausend Gründe. Woher soll ich denn wissen, was der Auslöser ist?

Er gab mir ein Medikament und die Kopfschmerzen waren nach 24 Stunden verschwunden. Das bleib zwei Tage so. Die Tabletten habe ich drei Tage lang genommen und dann wurde es dumpf hinter meinem rechten Auge. Es war sehr schmerzhaft. Es verging und dann begann es zu kommen und zu gehen. Vorgestern ging es mir gut. Ich war gerade dabei, die letzten Seiten in einem Buch zu lesen, da kam der Kopfschmerz zurück. Nein, ich habe keine Medikamente dagegen genommen. Ich habe mich hin und her gewälzt und immer wieder umgedreht und irgendwann gegen Mitternacht konnte ich endlich einschlafen. Ich bin ein Morgen-Mensch und ich wachte am Morgen ohne Kopfschmerzen auf. Nur mit dem Gefühl, irgendwie berauscht zu sein. Der Kopfschmerz war weg und hatte eine Leere hinterlassen. Ich machte mir Milch und Frühstück und stopfte mich voll. Das ist ein Problem.

Ich mache mir große Sorgen um viele Dinge. Früher war ich starker Raucher. Letzten Mai habe ich beschlossen aufzuhören und damit haben alle Beschwerden begonnen. Ich hatte Halsschmerzen und habe wahnsinnig viel an Gewicht zugenommen, was mich sehr deprimierte. Als ich noch rauchte, war alles in Ordnung. Alles passierte erst, als ich das Rauchen aufgab. Mein Mann behauptet, der Körper müsse sich erst noch umstellen.

Ich kann nicht mehr schlafen, Herr Doktor. Nachts wird mein Hals so trocken. Als ich noch rauchte, war er nie trocken, und jetzt ist er so trocken wie Papier. Ich bin verzweifelt und trinke schnell Wasser. Ich bekomme keinen richtigen Schlaf. Ich suche ständig nach Ausflüchten. Manchmal habe ich das Gefühl, nach Schlaf schreien zu müssen. Ich bin so müde. Ich wünschte, ich könnte schlafen. Solange die Sonne am Himmel steht, kann ich nicht schlafen. Ich habe genug Arbeit, die ich erledigen muss. Um 21 Uhr gehe ich zu Bett und jede Stunde muss ich aufstehen, um Wasser zu trinken. Ich trinke nachts Unmengen von Wasser.

Ich mache mir Sorgen wegen der Myome. Sie sind in meiner Gebärmutter. Ich bin zum Ultraschall gegangen und laut letztem Bericht sind die Myome in Ordnung, kein Grund zur Beunruhigung. Sie drücken nicht auf die Nieren. Man hat mir geraten, mich operieren lassen, weil sie ein Störfaktor sind. Das macht mir Sorgen. Sie bereiten mir kein Problem, keine Schmerzen.

Was würde der Therapeut an dieser Stelle fragen?

H: Was von all dem plagt Sie am meisten?

P: Im Moment der Kopfschmerz. Mit den Myomen, da bin ich mir noch nicht ganz sicher. Ich will mich eigentlich nicht operieren lassen.

Was würde der Therapeut an dieser Stelle fragen?

H: Erzählen Sie von den Kopfschmerzen.

P: Sie sind schlimm. Meine Augen werden rot. Wissen Sie, ich arbeite die ganze Zeit. Es ist nicht so, dass ich nur dasitze und über meine Kopfschmerzen nachsinne. Ich bin mir nicht sicher, ob es die Kopfschmerzen sind oder die Arbeit. Den ganzen Tag lang höre ich Eltern behinderter Kinder zu. Und das seit den letzten zehn Jahren. Mein Kopfschmerz ist im Moment einfach wirklich schlimm.

Was würde der Therapeut an dieser Stelle fragen?

H: Erzählen Sie ein wenig mehr über die Kopfschmerzen.

P: Gestern hatte ich Kopfschmerzen wie noch niemals zuvor in meinem ganzen Leben. Ich kam so gegen 18.30 Uhr nach Hause und war gerade dabei, mit meinem Dienstmädchen zu besprechen, was es zum Abendbrot geben sollte. Und da begann der Schmerz, ganz langsam, ganz allmählich, oben am Kopf.

Mein Mann ruft an und ich sage ihm, es geht gerade los, ganz langsam. Wir essen gemeinsam zu Abend und verbringen noch ein wenig Zeit gemeinsam mit meiner Tochter. Es entwickelt sich. Ich habe mein Buch fertig gelesen und dann alles für den heutigen Morgen hergerichtet. Als ich dann ins Bett ging – ich hatte nicht das Gefühl, dass sich der Raum bewegt, aber mein Gehirn wird erschüttert.
Ich habe heute viel darüber nachgedacht. Darüber, allein zu sein. Ich bin die meiste Zeit allein. Mein Mann flüchtet sich in Arbeit. Dieser Termin heute, der sollte eigentlich am 27. sein. Mein Mann ist heute nicht in der Stadt. Ich bin heilfroh, mit Ihnen darüber sprechen zu können, wie schlimm dieser Kopfschmerz ist.

Was würde der Therapeut an dieser Stelle fragen?

H: Erzählen Sie etwas zu „mein Gehirn wird erschüttert".

P: Es ist kein Pochen, kein pochender Schmerz. Ich arbeite damit, obwohl es schmerzhaft ist. Es bleibt die ganze Zeit so (HG), sogar jedes Geräusch nervt mich dann. In meiner Arbeitsumgebung kann ich nicht einfach sagen: „Jetzt seid doch mal ruhig!" Es wird nicht schlimmer, wenn ich mich bücke. Es ist einfach immer da. Manchmal lässt es nach. Und dann geht es wieder weg, verschwindet nach einiger Zeit. Ich bin so froh, dass es ohne Medikamente wegging. Und dann kommt es wieder, es ist wirklich sehr, sehr stark.

Was würde der Therapeut an dieser Stelle fragen?

H: Sie sagten, es sei wie … (der Therapeut zeigt ihre Handgeste)?

P: Gerade jetzt im Moment ist da ein ganz dumpfer Kopfschmerz. Wenn er sich weiterentwickelt und so heftig wird, dann habe ich das Gefühl, mein Kopf wird erschüttert. So fühle ich meinen Kopf dann: (HG)

Was würde der Therapeut an dieser Stelle fragen?

H: Beschreiben Sie das ein wenig mehr.

P: Es konzentriert sich auf die rechte Seite meines Kopfes. Der Schmerz erschüttert mich.

Was würde der Therapeut an dieser Stelle fragen?

H: Beschreiben Sie „erschüttert mich".

P: Es ist, als ob es der Schwerpunkt meines Seins sei. Es überrollt mich. Es gibt nichts, was ich tun kann. Ich lege mich einfach hin. Wenn ich liege, fühle ich den Schmerz immer noch. Es ist in etwa so (HG: verkrampft die Hände ineinander), so eng. Ja. Dann geht diese Enge für einige Zeit weg (HG), dann ganz allmählich wird es ganz eng. Wenn es ganz besonders eng gespannt ist, dann massiere ich meine Kopfhaut. Es gibt mir Erleichterung, wenn ich meine Kopfhaut massiere. Meine Augen fühlen sich gerade an, als ob man sehr müde ist und nicht geschlafen hat. Die Augen schließen sich, hängen herunter. So fühlen sich meine Augen.

Was würde der Therapeut an dieser Stelle fragen?

H: Bitte beschreiben Sie ganz genau, was Sie fühlen. Wenn ich genau verstehen kann, was Sie erleben, kann ich das Mittel für Ihre Kopfschmerzen und für Sie überhaupt finden.

P: Die Kopfschmerzen sind der Gipfel alle meiner anderen Probleme. Ich mache mich verrückt wegen dieser Fibrome und weil ich mich nicht gut fühle und ob ich zum Arzt gehen sollte. Als ich Beschwerden mit meiner Periode hatte, bin ich zum Arzt gegangen, um einen PAP Test machen zu lassen. Er wollte eine Probe entnehmen. Oh mein Gott, ein großes Myom direkt am Eingang. „Ich kann das nicht machen, Sie könnten jederzeit Blutungen bekommen und daran sterben." Ich habe kein Vertrauen zu Ärzten, ich habe kein Vertrauen zu Medikamenten.

Was würde der Therapeut an dieser Stelle fragen?

H: Gehen wir zurück zu den Kopfschmerzen. Es erschüttert Sie, es überkommt Sie, es ist eng?

P: Wenn der Kopfschmerz seinen Gipfel erreicht hat, spüre ich diese Erschütterung. Ich kann meine Augen nicht mehr offen halten, der Kopfschmerz hat mich überrollt. Er ist auf seinem Gipfel. Ich fühle gar nichts mehr. Meine Familie ist sehr besorgt. Mein Mann möchte mein Gesicht streicheln. Ich will, dass er weggeht. Diese Sache hat mich überrollt und dann glaube ich, medizinische Behandlung zu brauchen. Nach einer Stunde klingt die Erschütterung ab und dann schlafe ich ein. Diese Erschütterung und dieses Enge sind auf ihrem Gipfel und dann ganz allmählich übernimmt es mein Sein.
Der Kopfschmerz ist genau so: Langsam, langsam wird es schlimm. Sehr schlimm. Ich kann nicht mehr sehen. Ich will meine Augen schließen. So ist mein Kopfschmerz. Dann kann ich öffnen, meine Augen öffnen, und alles ist relativ normal. Ich stehe auf und gehe meiner Arbeit nach.

Was würde der Therapeut an dieser Stelle fragen?

H: Zeigen Sie diese Handgeste noch einmal. Beschreiben Sie mir einfach, was Sie mit Ihren Händen zeigen.

P: Sie wollen, dass ich Ihnen zeige, wie mein Kopf sich unter der Kopfhaut anfühlt, wenn dieser Schmerz kommt. Es wird einschließend und enger, dann sehr eng und dann, wenn es ganz eng ist, spüre ich diese Erschütterung. Es ist nicht auszuhalten. Nach einiger Zeit, ungefähr nach einer Stunde oder so, öffnet es sich ganz allmählich und wird lockerer. Ich fühle eine Leere. So ein Sich-Gehen-Lassen, ich habe dann das Gefühl, als ob ich drei oder vier Wodka intus hätte, ziemlich heftig. Mein Gleichgewicht ist beeinträchtigt und dann, danach, bleibt so ein dumpfer Kopfschmerz. Ich funktioniere, normalerweise nehme ich gegen Abend eine Tablette und gehe dann schlafen.

Was würde der Therapeut an dieser Stelle fragen?

H: Beschreiben Sie die Handgeste mit mehr Worten. Wie ist dieses „einschließend und enger und dann sehr eng"?

P: Ich fühle Angst, wenn es enger und enger wird. Es fällt mir schwerer zu funktionieren. Ich funktioniere noch. Ich kann spüren, wie mein Kopf enger wird. Die Erschütterung ist meistens auf der rechten Seite, hinter dem rechten Auge. Es wird einschließender und einschließender und wird tiefer und tiefer, enger und enger. Ich nehme keine Medikamente. Es ist, als ob (presst die Hände zusammen) Sie etwas zu fest halten, dann fängt es automatisch an zu erschüttern. Das ist genau, was im Inneren meines Kopfes passiert. Nach einer Stunde stehe ich auf. Es ist locker und offen. Mein Gleichgewicht ist beeinträchtigt und meine Sehfähigkeit auch. Eine zeitlang bin ich desorientiert. Glücklicherweise oder unglücklicherweise bin ich so beschäftigt, dass ich nicht viel Zeit habe, darüber nachzudenken. Ich schiebe es einfach weg. Wenn ich nur da sitze und warte, glaube ich, dass ich verloren bin, wie bei dem Kopfschmerz gestern Nacht.
Ich habe das Gefühl, dass ich mich konzentrieren kann (drückt die Hände). Ich kann es bekämpfen, in neun von zehn Malen. Meine Familie ist mir so nah. Wenn irgendwas mit mir nicht stimmt, wirkt sich das auf meine Tochter und auf meinen Mann aus, der Asthmatiker ist. Ich will meine Schmerzen nicht zeigen.

Was würde der Therapeut an dieser Stelle fragen?

H: Beschreiben Sie dieses Einschließen, das Enge und das Erschüttern noch mehr. Benutzen Sie noch mehr Worte und Bilder, um es zu beschreiben.

P: Wenn der Kopfschmerz enger und enger wird, kann ich kein Licht mehr vertragen. Und keine Geräusche. Ich mache keinen großen Hehl daraus. Es wird … (presst die Hände) Es ist einfach da, es hüllt mich ein, ich fühle mich nicht gut. (Sie beginnt zu weinen.) Warum fragen Sie mich immer wieder? Es ist so schmerzhaft, ich will nicht daran erinnert werden.

Was würde der Therapeut an dieser Stelle fragen?

H: Je genauer Sie diesen Schmerz beschreiben, umso mehr helfen Sie mir, die richtige Verschreibung zu finden. Es hüllt Sie ein? Wie ist das genau?

P: Ich habe das Gefühl, gar nicht zu existieren. Nur der Schmerz ist existent. Ich fühle mich, als hätte ich keinen Körper. Ich fühle nur die Erschütterung. Es gibt keine Gliedmaßen, es gibt kein Leben. In dem Moment habe ich kein Leben. Genauso ist das. Ich bekomme Angst, wenn es so eng wird. Ich habe das Gefühl, es wird bersten. Ich werde bersten oder etwas (presst die Hände). Wenn es berstet, dann werde ich befreit sein. Ich wünsche mir das Ding würde bersten, denn dann wäre ich befreit. So ist das.

Was würde der Therapeut an dieser Stelle fragen?

H: Sie erleben es, eingehüllt zu werden?

P: Es ist wie eine Decke, die sich langsam über mich hüllt. Es übernimmt all meine Körperfunktionen, alles wird unbrauchbar, nutzlos. Wenn es so eng ist, dann habe ich Schmerzen in den Knochen. Ich kann nicht essen, mein Verdauungssystem ist verschwunden. Ich erbreche. Es kommt vom Kopf … es ist, als ob es runterkommt und mein ganzes Sein übernimmt. Ich fühle mich so leer. Ich nehme eine Tablette um zu schlafen, ich stehe auf und muss mich selbst wiederfinden. Ich muss alles finden. Ich muss essen, ich fühle mich hungrig. Langsam, ganz langsam komme ich wieder zurück.

Was würde der Therapeut an dieser Stelle fragen?

H: Es ist wie eine Decke, die sich langsam über Sie hüllt?

P: Der Kopfschmerz beginnt so langsam, ich kann ihn gerade im Moment fühlen, nicht eng, sehr dumpf. Während er sich entwickelt, wird es (HG) härter und härter, und dann wirkt es genau hier auf mich ein. Ich mag nicht schreiben. Ich könnte nicht so klar denken. Mein Kopfschmerz ist wie eine Decke. Sie kommt runter, ich werde leblos. Wenn es eng wird, ganz hart, nehme ich eine Tablette, gehe zu Bett, lege mich hin. Ich muss den Schein wahren. Meine Tochter ist da. Ich will nicht, dass sie mitbekommt, wenn es mir schlecht geht.

Was würde der Therapeut an dieser Stelle fragen?

H: Sprechen Sie über die Decke, nicht über den Kopfschmerz!

P: Sie kommt runter, ganz langsam übernimmt sie meinen Körper. Es beginnt im Kopf und geht abwärts, ganz, ganz allmählich. Sie übernimmt meine oberen Gliedmaßen. Es fällt mir schwer zu schreiben oder den Esstisch abzuräumen. Die Decke kommt bis hier und geht dann auf die unteren Gliedmaßen über. Ich kann nicht mehr sitzen. Mein Kopf wird enger. Ich werde von diesem Ding gänzlich umhüllt. Ich werde nutzlos, diese Decke des Schmerzes. Ich warte bis nachts, dann ist es ok. Ich laufe herum, gänzlich umhüllt von dieser Decke. Wenn ich im Bett liege, bin ich total eingehüllt in dieses Ding.

Was würde der Therapeut an dieser Stelle fragen?

H: Beschreiben Sie, wie es sich anfühlt, eingehüllt zu sein.

P: Ich fühle mich von etwas umgeben.

Was würde der Therapeut an dieser Stelle fragen?

H: Beschreiben Sie von etwas umgeben zu sein.

P: Dieser Schmerz, der mich zudeckt, steht einfach überall um mich herum. Er ist da, ich kann nichts verstehen.

Was würde der Therapeut an dieser Stelle fragen?

H: Überall um Sie herum?

P: Er ist wie eine Aura, die um mich herum ist. Ich schaue hierhin und auf die andere Seite, ich blicke nach oben. Ich bin innen drin, ja! Ich bin im Inneren meines Schmerzes. Es ist etwas Totales, es umgibt mich um mich herum, nichts zwischen mir und diesem Schmerz. Nichts.

Was würde der Therapeut an dieser Stelle fragen?

H: Beschreiben Sie dieses Umgeben-Sein.

P: Ich fühle mich eingefangen. Wenn es an seiner Spitze ist, fühle ich mich leblos. Verängstigt. Manchmal glaube ich, dass ich es nicht mehr ertragen kann.

Was würde der Therapeut an dieser Stelle fragen?

H: Beschreiben Sie eingefangen.

P: Es hat mich. Ich wurde eingeholt, übernommen von diesem Schmerz.

Was würde der Therapeut an dieser Stelle fragen?

H: Es hat Sie?

P: In dem Sinne, dass ich mich diesem Schmerz jetzt unterworfen habe (HG). Ich habe keine Hoffnung mehr, ich bin sicher, es ist das Ende. Ich muss schlafen, diesen Schmerz wegnehmen, ich weiß es nicht, ich falle in den Schlaf.

Was würde der Therapeut an dieser Stelle fragen?

H: Zeigen Sie diese HG noch mal.

P: Das ist, wenn ich umgeben bin, wenn es mich ergreift. Das Tuch deckt mich vollständig ein. Ich bin erledigt. Ich kann es nicht mehr ertragen, das ist das Ende. Außer, ich stehe wieder auf.

Was würde der Therapeut an dieser Stelle fragen?

H: Wie fühlt es sich an, erledigt zu sein?

P: Der Schmerz kommt. Wenn er mehr und mehr wird, dann fühle ich, es ist wie ein Gefühl der Verzweiflung. Ich will, dass es berstet, dass es weggeht. Ich kann damit nicht umgehen. Ich wehre mich und wehre mich, und dann packt es mich. Das ist das Ende. Es ist so hart. Dann schlafe ich.

Was würde der Therapeut an dieser Stelle fragen?

H: Wie ist das, wenn es kommt und Sie erledigt?

P: Wenn mein Kopfschmerz mich übernimmt, dann ist er so stark. Wenn das Ende naht, man dabei ist aufzugeben, dann ist es wie (bewegt die Hände hoch und runter), dann ist es an seinem engsten Punkt, so als ob ich bersten will. Ich will aufsteigen. Mein Körper ist ganz leicht. Wenn es mich übernimmt, dann fühle ich mich ganz leicht. Ich habe das Gefühl im Bett zu liegen, und tatsächlich, der Kopfschmerz ergreift mich und ich werde übernommen.

Was würde der Therapeut an dieser Stelle fragen?

H: Übernommen?

P: Ich gebe auf. Der Kopfschmerz übernimmt. Das ist das Ende.

Was würde der Therapeut an dieser Stelle fragen?

H: Aufsteigen?

P: Wenn der Kopfschmerz so schlimm ist, dann habe ich das Gefühl, er übernimmt mein ganzes Sein. Bevor ich einschlafe, bin ich ganz leicht. Alles ist verbunden mit meinem Sein. Es ergreift mich tatsächlich. Ich bekomme eine Leichtigkeit. Ich bin energielos. Es hat all meine Kapazität verbraucht.

Was würde der Therapeut an dieser Stelle fragen?

H: Leichtigkeit? Beschreiben Sie diese hoch-und-runter Handgeste.

P: Ich fühle mich hochgehoben. Ich spüre, dass ich zu diesem Zeitpunkt keinen Körper habe. Ich spüre meinen Körper aufsteigen mit den Kopfschmerzen. Das Beben ist nicht mehr da, ich habe das Gefühl, mein Körper wird hochgehoben.

Was würde der Therapeut an dieser Stelle fragen?

H: Beschreiben Sie Hochheben.

P: Ich fühle mich leicht, als ob ich nicht auf dem Bett wäre. Dann weiß ich es nicht mehr. Dieses Gefühl hält nicht sehr lange an. Ich gehe schlafen. Ich gebe auf und nehme das Medikament. Das ist genau, wie ich mich bis zum Schluss fühle. Langsam werde ich mit meinen Kopfschmerzen fertig.

Was würde der Therapeut an dieser Stelle fragen?

H: Bitte erzählen Sie noch ein wenig mehr über diese Übernahme und die Empfindung von Hochheben.

P: Ich versuche, dieses Gefühl zu bekämpfen, indem ich am Computer spiele, aber das macht es nur schlimmer. Ich laufe einfach umher in dieser Misere, sage allen Gute Nacht. Ich lege mich hin. Es geht mir so oder so nicht gut. Mein gesamter Körper ist gefangen, ich rede nicht darüber.
Es ist zu eng, ich will bersten. Ich fühle mich energielos. Ich bin hoch über dem Bett. Ich sterbe, um zu schlafen (flattert mit den Händen). Letzte Nacht habe ich überhaupt nicht geschlafen.

Was würde der Therapeut an dieser Stelle fragen?

H: Gefangen?

P: Ich kann nichts machen. Mein gesamter Körper ist bedeckt von diesem Schmerz, umgeben von diesem Schmerz. Ich muss doch so viel erledigen, ich habe Verantwortung. Es nagt so an einem. Es ist wie in einer Falle. Du steckst fest in dem Schmerz.

Was würde der Therapeut an dieser Stelle fragen?

H: Beschreiben Sie „in einer Falle gefangen"!

P: Der Schmerz ist da. Mein gesamtes Sein weiß einfach nicht, was ich machen soll.

Was würde der Therapeut an dieser Stelle fragen?

H: Ich verstehe, was Ihnen das Gefühl gibt in einer Falle zu sein; der Schmerz gibt Ihnen das Gefühl in einer Falle zu sein. Wie ist das, gefangen zu sein?

P: Ich fühle mich hilflos. Da ist dieser Schmerz. Ich kann es mir nicht leisten, mich hinzulegen, ich will keine Medikamente nehmen. Ich sage meinem Mann nichts, auch nicht meiner Tochter. Ich habe Termine. Das ist, was mir das Gefühl gibt, gefangen zu sein.

Was würde der Therapeut an dieser Stelle fragen?

H: Sie sagten, das Gefühl sei wie gefangen zu sein. Wie ist die Erfahrung von gefangen zu sein? Sie fühlen sich gefangen im Schmerz.

P: Ich bin alleine, ungeduldig. Ich will, dass es aufhört, raus aus diesem Ding kommen. Normal weitermachen. Ich fühle mich krank, wenn ich in einer Falle bin.

Was würde der Therapeut an dieser Stelle fragen?

H: Beschreiben Sie „gefangen“! Welche Bedeutung hat das Wort?

P: Die Bedeutung von gefangen ist, dass ich nicht funktioniere. Es geht um meine Gesundheit.

Was würde der Therapeut an dieser Stelle fragen?

H: Lassen Sie sich selbst mal weg! Erläutern Sie einfach nur das Wort „gefangen“!

P: Gefangen ist, in etwas drin zu sein. Du bist innerhalb eines Raumes (HG). Das ist gefangen in einer Falle. Man hat begrenzte Kapazitäten. Die Kapazität ist sehr niedrig. Ich bin gefangen.

Was würde der Therapeut an dieser Stelle fragen?

H: Was ist innerhalb eines Raumes? Sie haben es so gezeigt (HG).

P: Innerhalb eines Raumes heißt, ich bin einfach da. Der Raum ist so klein. Ich bin einfach da. Ich kann nicht auf die eine oder die andere Seite gehen. Ich bin nutzlos innerhalb dieses Raumes.

Was würde der Therapeut an dieser Stelle fragen?

H: Beschreiben Sie diesen Raum.

P: Der Raum bin ich. Wie ich mich fühle, das ist der Raum, in dem ich bin. Manchmal ist es erstickend.

Was würde der Therapeut an dieser Stelle fragen?

H: Beschreiben Sie erstickend.

P: Ich kann nicht atmen, weil ...

Was würde der Therapeut an dieser Stelle fragen?

H: Erstickend?

P: Ich fühle diesen Druck von allen Seiten.

Was würde der Therapeut an dieser Stelle fragen?

H: Beschreiben Sie den Druck von allen Seiten!

P: Wie Stimmen von überall her, die Forderungen stellen.

Was würde der Therapeut an dieser Stelle fragen?

H: Was ist Druck von allen Seiten? Sagen Sie mir nicht, warum oder wovon er ausgelöst wird! Beschreiben Sie mir einfach, was Sie erleben! Was erfahren und erleben Sie bei Druck von allen Seiten? Was machen Sie dann durch?

P: Ersticken ist das Gefühl. Ich erlebe Unfähigkeit, Hilflosigkeit. Wenn ich innerhalb dieses Raumes bin und da dieser Druck von allen Seiten kommt ... (Sie seufzt.)

Was würde der Therapeut an dieser Stelle fragen?

H: Erzählen Sie noch ein wenig mehr zu Ersticken!

P: Ich kann das Ersticken nicht mehr aushalten. Ich fühle mich davon umgeben. Ich weiß nicht, was ich tun soll.

Was würde der Therapeut an dieser Stelle fragen?

H: Was empfinden Sie?

P: Mir ist nach Schreien. Ich brauche Hilfe. Ich brauche einen Spezialisten, dem ich vertrauen kann.

Was würde der Therapeut an dieser Stelle fragen?

H: Beschreiben Sie dieses Schreien und „Ich brauche Hilfe."

P: Ich schreie. Das geht jetzt schon zu lange. Ich habe zu viele Dinge meiner Gesundheit vernachlässigt. Die Schreie sind so laut. Ich muss Hilfe kriegen. Dieses Gefühl umgeben zu sein, gefangen zu sein, findet sein Ende über diesen Schrei in mir drinnen. Ich will mich gut fühlen. Ich will gesund sein.

Was würde der Therapeut an dieser Stelle fragen?

H: Beschreiben Sie das Schreien.

P: Es ist in mir drinnen, in meinem Inneren ist Schreien, zu viele Schmerzen. Es ist, als ob man von all dem gefoltert wird. Es ist, als ob das Schreien einem Hilfe holen wird. Irgendetwas stimmt nicht.

Was würde der Therapeut an dieser Stelle fragen?

H: Folter?

P: Es ist ein nagendes Unbehagen, das nicht weggeht. Es frisst mich auf.

Was würde der Therapeut an dieser Stelle fragen?

H: Was frisst sie auf?

P: Es holt mich weg, nimmt mich weg, so ermüdend.

Was würde der Therapeut an dieser Stelle fragen?

H: Nimmt Sie weg?

P: Mein Sein als die Person, die ich bin. Ich spüre die Person, die ich bin.

Was würde der Therapeut an dieser Stelle fragen?

H: Die Person wird weggenommen?

P: Ich fühle mich wie ein Kohlkopf und sterbend. Ich fühle mich wie ein Blumenkohl. Es ist wie etwas, das wächst, und es ist da. Ich mache meine Arbeit. Ich mache einen Punkt. Gut. Ich habe seit 100 Jahren nichts getan, ich habe mich nie um mich gekümmert. Dieser Schmerz ist so schlimm. Mein Ich ist tot. Wie ein Kohlkopf, Sie können mich kochen, wenn Sie wollen.

Was würde der Therapeut an dieser Stelle fragen?

H: Sie fühlen sich wie ein Kohlkopf?

P: Ich fühle mich wie ein Kohlkopf. Ich fühle mich wie etwas, das für jeden da ist. Ich habe nichts für mich selbst getan. Ich habe mich in einen Kohlkopf verwandelt (im Original: metamorphosiert), der nun in diesen Schmerzen gefangen ist. Sogar jetzt bin ich gefangen, in der Falle, lasse nicht zu, dass jemand sich einmischt, will mein Zuhause nicht beeinflussen oder aufregen.

Was würde der Therapeut an dieser Stelle fragen?

H: Verwandelt, metamorphosiert?

P: Ich bin zu einem Kohlkopf geworden. Ich habe mich über Vernachlässigung in einen Kohlkopf verwandelt. Nicht an mich selbst gedacht. Ok, ok; nun bin ich ein Kohlkopf. Einfach unnütz.

Was würde der Therapeut an dieser Stelle fragen?

H: Verwandelt ? Metamorphosiert?

P: Schritt für Schritt bin ich hier angekommen.

Was würde der Therapeut an dieser Stelle fragen?

H: Schritt für Schritt?

P: Über die Jahre, nach meiner Heirat und Mutterschaft, meiner Karriere, nun ist die Zeit meiner Mutterschaft um, auf diese Weise habe ich alle diese Schritte vervollständigt, die Ebenen des Lebens erreicht und dann bin ich dieser Kohlkopf geworden. Fertig.

Was würde der Therapeut an dieser Stelle fragen?

H: Verwandelt ? Metamorphosiert?

P: Ganz allmählich bin ich zu einem Frosch geworden, einem Schmetterling, einem Wurm, einer Puppe, dann zu einem Schmetterling. Das bin ich. Also zuerst verwandelte ich mich zu dem, dann zu dem, und nun habe ich diese Stufe erreicht.

Was würde der Therapeut an dieser Stelle fragen?

H: Schmetterling?

P: Zuerst ist er ein Ei, dann berstet dieses Ei und wird eine Raupe, die frisst und frisst und frisst. Wenn die Raupe geschlüpft ist, wird sie ganz fett, und verwandelt sich dann in eine Puppe. Die Puppe ist in einer Hülle, schläft für eine Zeit. Dann berstet die Hülle – und sie wird ein wunderschöner Schmetterling.

Was würde der Therapeut an dieser Stelle fragen?

H: Erzählen Sie über das Wort „Metamorphose"!

P: Es ist etwas Schreckliches und wird zu etwas Wunderschönem. Bei mir ist es anders herum.

Was würde der Therapeut an dieser Stelle fragen?

H: Etwas Wunderschönem?

P: Etwas, das in der Natur so hübsch ist, farbenfroh, harmlos und friedvoll. Der Schmetterling ist so wunderschön, gibt seine Schönheit an andere weiter und hat eine so kurze Lebensspanne. Jeder, der ihn sieht denkt: „Wie schön er ist, wie friedvoll." Dann fallen ihm wieder seine eigenen Geschäfte ein, und er geht weiter seines Weges.

Was würde der Therapeut an dieser Stelle fragen?

H: Bitte erzählen Sie noch mehr über diese Schönheit und den Schmetterling! Was noch?

P: Er lebt ständig in Angst, aufgefressen zu werden, gefangen zu werden, in seiner so kurzen Lebensspanne. Und doch ist er so wunderschön, er flattert mit den Flügeln. Er ist dafür verantwortlich, die Pollen von einer Blume zur nächsten zu tragen. Er ist ein sehr nützliches Insekt und vor allem ist er wunderschön.

Was würde der Therapeut an dieser Stelle fragen?

H: Nützlich?

P: Es trägt zur Ökologie bei, das ist jetzt weit hergeholt, aber in gewissem Maße tut er das schon. Sitzt im Honig der Blumen, pickt die Pollen auf, von einer Blume auf die nächste. Er sorgt für die Reproduktion von Blumen (Sie hebt ihre Hand.), noch mehr Schönheit.

Was würde der Therapeut an dieser Stelle fragen?

H: Sie haben Ihre Hand gehoben. Was war das?

P: Blumen wachsen. Ich benutze allerlei Gesten, wenn ich mit behinderten Menschen arbeite.

Was würde der Therapeut an dieser Stelle fragen?

H: Ein Schmetterling lebt in Angst?

P: Davor, von anderen größeren Insekten gefressen zu werden. Tiere fressen Insekten. Menschen wollen sie fangen und in eine Flasche stecken.

Was würde der Therapeut an dieser Stelle fragen?

H: Wie fühlt sich das an?

P: Ich bin kein Schmetterling. Es ist sehr traurig, so schön zu sein und dann gefangen und in eine Flasche gesteckt zu werden. Du hörst auf, deine Güte an andere zu geben. Du stirbst und sitzt im Regal eines Museums oder im Regal eines ungezogenen Kindes.

Was würde der Therapeut an dieser Stelle fragen?

H: Was wäre das Gefühl, wenn man gefangen und in eine Flasche gesteckt wird?

P: Er ist furchtbar einsam, so ausgeschlossen zu werden. All die anderen Schmetterlinge verlassen zu müssen. Du wirst gezwungen, sehr leise zu sterben. Und sehr langsam.

Was würde der Therapeut an dieser Stelle fragen?

H: Langsam?

P: Der Sauerstoff wird ausgehen. Vielleicht machen sie noch ein paar Löcher. Aber Du wirst die Blätter nicht mehr erreichen, von denen du dich ernähren möchtest. Die Blätter der Pflanze, auf der Du geboren wurdest. Das ist das Besondere an Schmetterlingen, wenn die Puppe berstet, isst sie nur von genau dieser Pflanze (auf der sie auch geboren wurde). Wenn die Person, die dich gefangen hat, diese Blätter mitnehmen würde, hättest du die Chance ein wenig länger zu überleben. Doch langsam, ganz allmählich, wirst du sterben.

Was würde der Therapeut an dieser Stelle fragen?

H: Was ist das für ein Gefühl, langsam, ganz allmählich zu sterben?

P: Folter. Du weißt, Du wirst jetzt auf ganz langsame Art sterben. Ich kann nie mehr meine Flügel entfalten und fliegen.

Was würde der Therapeut an dieser Stelle fragen?

H: Wie fühlt es sich an zu fliegen?

P: Ich fühle mich so lebendig, raus in den Sonnenschein gehen zu können und zu glitzern, und jeder kann mich sehen. Es ist ein solch belebender Ausbruch von Energie.

Was würde der Therapeut an dieser Stelle fragen?

H: Was ist das Gegenteil davon?

P: Folter. Etwas, das diesen Menschen auf ganz langsame allmähliche Art fertig macht. Das Gegenteil von belebend.

Was würde der Therapeut an dieser Stelle fragen?

H: Belebend?

P: Du wirst „empor gehoben", deine Seele. Wenn du Energie hast, fühlst du dich belebt.

Was würde der Therapeut an dieser Stelle fragen?

H: Was ist empor gehoben?

P: Glück (HG)

Was würde der Therapeut an dieser Stelle fragen?

H: Erläutern Sie diese Handgeste!

P: Emporsteigen des Geistes, sogar unter dem Schmerz fühlst du dich viel weiter oben. Du fühlst dich so glücklich.

Was würde der Therapeut an dieser Stelle fragen?

H: Beschreiben Sie dieses Glück!

P: Totaler Frieden. Totale Unschuld.

Was würde der Therapeut an dieser Stelle fragen?

H: Beschreiben Sie Frieden und Unschuld.

P: Unschuld ist so wunderschön, kindlich. Sorglosigkeit darüber, was man essen oder anziehen sollte.

Was würde der Therapeut an dieser Stelle fragen?

H: Kindlich, Unschuld?

P: Einfach du selbst zu sein. Keine Pflichten, keine Sorgen, totale Ehrlichkeit gegenüber Dir selbst und anderen. Das ist Unschuld.

Was würde der Therapeut an dieser Stelle fragen?

H: Frieden, kindliche Unschuld, Glück?
P: Das sind Gefühle der Realität, das ist Dasein. Reinheit, Kindlichkeit und Unschuld sind wie Spiritualität. Mit Gott in Kontakt zu sein. Ganz zu sein, ohne Sorgen, leicht, ohne Bürden.

Was würde der Therapeut an dieser Stelle fragen?

H: Leicht?

P: Im Sinne von keine Angst haben. Ohne den Druck der Welt, ohne eine Fassade.

Was würde der Therapeut an dieser Stelle fragen?

H: Erzählen Sie mir über „leicht"!

P: Ohne Druck.

Was würde der Therapeut an dieser Stelle fragen?

H: Leicht?

P: Es fühlt sich gut an.

Was würde der Therapeut an dieser Stelle fragen?

H: Leicht?

P: Leicht fühlt sich frei an.

Was würde der Therapeut an dieser Stelle fragen?

H: Beschreiben Sie ein Bild von leicht.

P: Von ganzem Herzen zu lachen, frei aus der Seele zu sprechen.

Was würde der Therapeut an dieser Stelle fragen?

H: Malen Sie ein Bild von leicht, frei, Unschuld und Frieden.

P: Ich, ich sitze ganz alleine am Strand, spiele mit kleinen Tierchen. Gott ist da. Ich lache einfach nur, ich höre Musik, ich krabbele herum, rolle herum, kindliche Unschuld.

Was würde der Therapeut an dieser Stelle fragen?

H: Haben Sie Träume?

P: Ich kann mich an meine Träume nicht erinnern. Früher, in der Kindheit, da habe ich geträumt. Die einzigen Träume, die ich hatte, waren eine enge Gasse herunter zu rennen und von Hunden verfolgt zu werden. Früher habe ich viel mit Hunden gespielt. Ich hatte Träume vom Fallen. Vom freien Fall.

Was würde der Therapeut an dieser Stelle fragen?

H: Wie ist das Gefühl, frei zu fallen?

P: Sehr schön.

Was würde der Therapeut an dieser Stelle fragen?

H: Schön?

P: So fühlt es sich an, wenn ich falle. Als ob ich fliegen würde.

Was würde der Therapeut an dieser Stelle fragen?

H: Beschreiben Sie Fliegen!

P: Man bewegt sich durch die Luft und spürt den Windhauch. Danach erlebt man Angst, dass man fallen wird. Letzten Endes wache ich auf, bevor ich auf dem Boden aufschlage. Der Traum ist vorbei.
Ich würde natürlich nur fallen, nicht fliegen.

Was würde der Therapeut an dieser Stelle fragen?

H: Gibt es noch andere Träume?

P: Nein

Was würde der Therapeut an dieser Stelle fragen?

H: Was ist das für ein Traum mit der engen Gasse und dem Hund?

P: Es ist Angst-einjagend: Der Hund könnte mich kriegen und beißen. Ich wache auf, bevor es dazu kommt. Ich bin dann so froh, dass es nur ein Traum war.

Was würde der Therapeut an dieser Stelle fragen?

H: Was sind Ihre Interessen und Hobbys?

P: Ich liebe es, mich um das Zuhause zu kümmern. Ich liebe es, eine gute Frau und Mutter zu sein, zu kochen. Ich liebe die Arbeit, die ich mache.

Was würde der Therapeut an dieser Stelle fragen?

H: Erzählen Sie von Ihrer Arbeit

P: Es ist sehr frustrierend. Ich wünschte, ich könnte viel mehr tun. Es gibt so viele Beschränkungen, nicht von meiner Seite aus, sondern von Seiten der Kultur und der Gesellschaft. Jeder muss innerhalb seiner Eingrenzungen leben, wie abgetrennte Punkte.

Was würde der Therapeut an dieser Stelle fragen?

H: Was bedeutet „abgetrennt"?

P: Da aufzuhören.

Was würde der Therapeut an dieser Stelle fragen?

H: Wie fühlt sich das an?

P: Frustrierend.

Was würde der Therapeut an dieser Stelle fragen?

H: Erzählen Sie mehr zu „abgetrennt" und „eingeschränkt"!

P: Es ist wie eine Depression. Es gibt mir das Gefühl, dass das, was ich sage, bedeutungslos ist. Ich kann auf alle diese Durchbrüche sehen (HG).

Was würde der Therapeut an dieser Stelle fragen?

H: Was bedeutet diese Handgeste?

P: Für mich bedeutet sie die Richtung, die ich mit den behinderten Kindern eingeschlagen habe. Der Durchbruch (HG) schiebt durch alle Barrieren und führt zu Erfolg.

Was würde der Therapeut an dieser Stelle fragen?

H: Was ist durch die Barriere schieben?

P: Es sind die Schwierigkeiten, die Barriere.

Was würde der Therapeut an dieser Stelle fragen?

H: Was passiert, nachdem die Barriere überwunden wurde?

P: Der Erfolg kommt. Ich will mich nicht so gefangen und nutzlos fühlen. Ich muss aus all dem raus kommen. Ich habe so viel zu tun in meinem Leben. Meine Tochter geht aus dem Haus, mein ganzes Leben spielt sich dort ab. Ich werde es meinem Mann nicht erzählen, es nimmt ihn zu sehr mit.

Was würde der Therapeut an dieser Stelle fragen?

H: Wie war dieses Interview und wie fühlen Sie sich?

P: Ich bin fast dafür gestorben, Sie treffen zu können, und ich weiß nicht warum. Ich hatte das Gefühl, ich muss Sie sehen, und dann wird alles aufhören. Ich habe das Gefühl, ich kann jetzt raus gehen und ganz normal all meine Arbeit machen. Ich fühle mich so erleichtert, eine ganz andere Richtung. So eine Art von Behandlung hatte ich noch nie. Es wird ein wenig dauern, aber ich will es machen. Ich bin sehr glücklich.

Analyse:

Zu Beginn des Falls gab die Patientin die Empfindung von langsamer Erschütterung. Als der Homöopath sie fragte: „Was erleben Sie bei dieser Empfindung?“, war das eine Stelle, an der wir sie unter Auslass der Ebene der Emotion direkt auf die Ebene der Empfindung geführt haben, indem wir an der lokalen Empfindung festhielten. Letztendlich ist sie von der Faktenebene direkt auf die Empfindungsebene gesprungen. Dann nannte sie das Naturreich, dann das Unterreich und zum Schluß die Substanz. In diesem Fall wurde das Mittel auf direkterem Weg gefunden, indem wir sie nicht auf die Ebene der Emotion gelangen ließen. Tatsächlich liegt uns kaum irgendwelche Information zu ihren Emotionen vor. Der Traum diente der Bestätigung. Der Fall verlief von der lokalen Empfindung zur generalisierten.

Die erste größere Beschwerde der Patientin ist der Schmerz im unteren Rücken, der feststeckt. Sie gibt kleinere Hinweise auf Empfindung und Miasma, wenn sie von ihrer Verzweiflung erzählt, die ernst ist und sehr fest steckt. Dann redet sie über ihre Migräne, als ob sie im Rausch wäre, verzweifelt, sie steckt fest. Sie sagt: „Ich schreie, ..., ich fühle, dass es kommt.“ Das sind ein paar Hinweise auf das Naturreich. Auf der Faktenebene könnte die Empfindung der Kopfschmerzen auf ein Mittel aus dem Pflanzenreich hinweisen. Aber sie sagt, es wird ihr angetan. Das ist Tiersprache.

Pflanzen und Tiere unterscheiden sich in der Art, ihre Empfindung zu spüren, auf folgende Weise: Das Pflanzenreich spürt seine Empfindungen innerhalb von sich selbst. Zum Beispiel: „Ich fühle eine Enge in mir drinnen.“ Das Tierreich fühlt, dass ihm etwas von außen angetan wird.

Die Patientin fährt ständig fort mit Ausdrücken wie: Oh mein Gott … , so gefährlich … , mich zu Tode erschrocken … , auf dem Gipfel beginnt dieses Erschüttern … , nur noch enger … , Druck baut sich auf, dann das Erschüttern … , es öffnet sich … , es verschließt sich … , wie ein Hohlraum … , lass mich los. An diesem Punkt hat der Homöopath noch überhaupt keine Idee, wovon sie spricht. Es ist besser abzuwarten und zu beobachten. Bis jetzt gibt es keine wirklichen Anhaltspunkte. Man weiß nie, was durch die Tür in unseren Behandlungsraum kommt. Der Homöopath muss allergrößtes Vertrauen haben und immer bei dem Patienten bleiben, mit ihm mitgehen. Untersuchen Sie alle möglichen Seiten dieser Empfindung, so wie ein kleines Kind ein Brocken Gestein untersucht, ihn befühlt, immer wieder betrachtet. Spüren auch

Sie, betrachten Sie immer und immer wieder, bis der Fall sich Ihnen immer mehr und mehr eröffnet.

Verschreibung: Limentis Bredowii californica M - ein Schmetterling - eine kalifornische Eisvogelart - Prüfung Nancy Herrick

Teil 3

Nehmen Sie sich einen Fall vor und beobachten Sie die Handgesten, die Körpersprache und jedmöglichen Bereich des Falles, in dem intensive Energie vorhanden war. Schreiben Sie ihre Beobachtungen auf und notieren Sie, wie sie sich mit der Gesamtheit des Falles und seiner Verschreibung verknüpfen.

Teil 4

Erstellen Sie eine Liste mit Unterschieden zwischen der alten und der neuen Methode der Fallaufnahme.

Im gleichen Verlag erschienen:

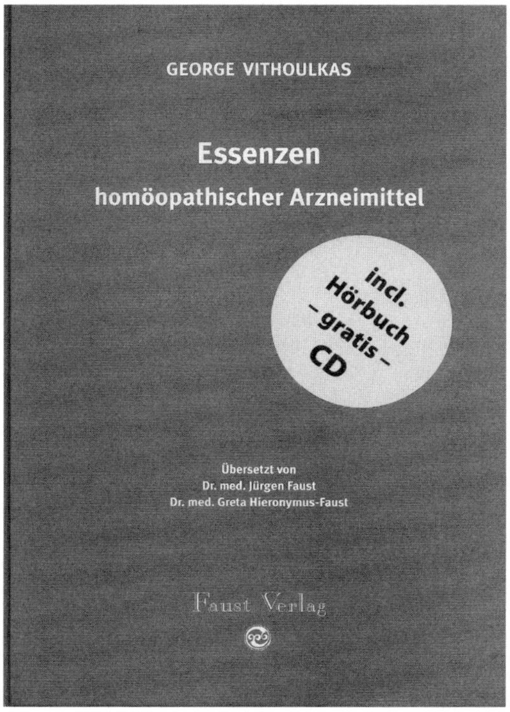

George Vithoulkas
„Essenzen homöopathischer Arzneimittel"

Die beliebten Essenzen homöopathischer Arzneimittel, 57 Arzneimittelbilder, ein Muss auf dem Schreibtisch jedes Homöopathen. George Vithoulkas beschreibt in seiner typischen Art die Arzneimittel. Klar, prägnant, mit ihren wichtigen Schlüsselsymptomen und das ist das Besondere, in ihrer Essenz. In ihrem psycho-emotionalen, charakteristischen Bild. Inhalt: Sowohl die Polychreste als auch »kleine«, in ihrem chronischen Bild nicht so bekannte Arzneimittel.
Incl. gratis Demo-CD, – Arsenicum album, Sulfur –

328 Seiten
Hardcover
ISBN: 978-3-929911-06-0
Preis: 47,– €

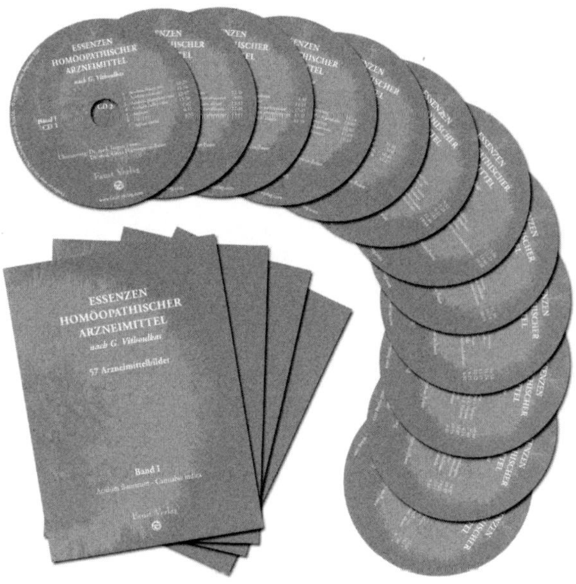

George Vithoulkas

Hörbuch

Essenzen Homöopathischer Arzneimittel

Dieses Hörbuch bringt uns die beliebten Essenzen in ganz anderer Form nahe. Ob unterwegs, im Auto, im Zug, beim Joggen, abends zum Entspannen, zum Wiederholen oder Vertiefen des bereits Gelesenen und Gelernten.

Vorwort

In den achtziger Jahren schenkte uns jemand eine Kopie der „stolen essences" in englischer Sprache, unter der Auflage, sie in Deutschland ja niemandem zugänglich zu machen, denn sie waren ja „gestohlen". Jemand hatte Seminare, die George Vithoulkas über die Essenzen verschiedener Arzneimittel gehalten hatte, in schriftlicher Form in Umlauf gebracht, ohne dass George Vithoulkas auch nur je im geringsten sein Einverständnis erklärt hätte.
Seine Essenzen waren damals eine Revolution in der homöopathischen Welt.
Arzneimittelbilder wurden lebendig, anschaulich, auf unsere heutige Zeit übertragbar, vergleichbar mit Patienten, die man zu betreuen hatte. Uns waren die Aufzeichnungen unentbehrlich geworden.
Wir hatten jetzt diese Essenzen und sollten sie unseren Freunden und Kollegen vorenthalten. Die einfachste Lösung schien uns irgendwann, George Vithoulkas selbst zu fragen, ob wir nicht dieses wertvolle Material ins Deutsche übersetzen und Interessierten zugänglich machen dürften. Und wir durften! Selbstverständlich mit der Anmerkung, dass diese Aufzeichnungen nicht direkt seiner Feder entstammten und auch nicht von ihm korrigiert waren.
Anfänglich planten wir, fünfzig Exemplare zu drucken; während der Übersetzungsarbeit dachten wir an ungefähr hundert. Es kam anders. Die Essenzen revolutionierten auch die deutsche homöopathische Welt. Aus dem Skript wurde ein Buch und nun auch noch – ein Hörbuch.
Wir wünschen allen Hörern dieses Buches viel Freude damit.
Augsburg, im März 2007

Dr. med. Greta Hieronymus-Faust
Dr. med. Jürgen Faust

Inhalt 12 CDs: Mehr als 12 Stunden Hörgenuss.

ISBN: 978-3-929911-09-1· Preis: 89,– €

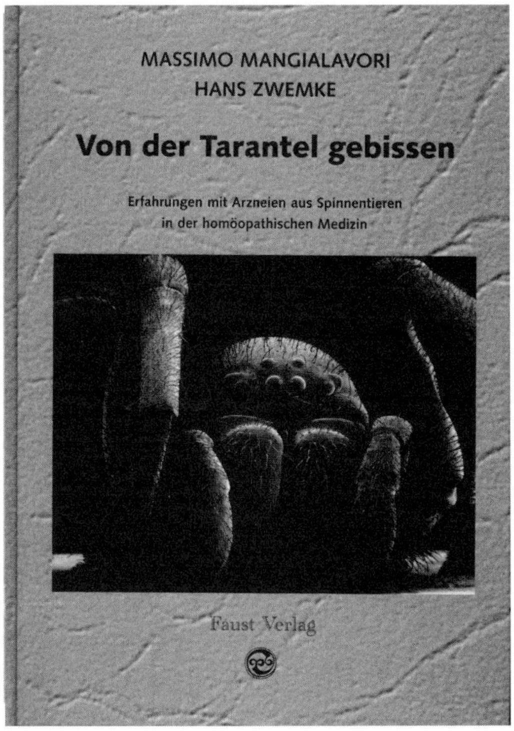

Massimo Mangialavori
Hans Zwemke

Von der Tarantel gebissen
Erfahrungen mit Arzneien aus Spinnentieren
in der homöopathischen Medizin

Spinnen – ein faszinierendes Thema, besonders wenn das Wesen der Spinnenarzneien so plastisch vor unseren Augen erscheint wie in diesem Buch.

Themen- und familienbezogene Arzneimittellehre – diese neue und tief gehende Möglichkeit, sich unseren Arzneimitteln und Patienten zu nähern – begeistert und weckt Neugier.

Sechs Arzneimittel, ausführlich beschrieben und durch je drei Fälle illustriert und belegt, führen uns in diese Welt.

Tarentula hispanica
Mygale lasiodora
Aranea diadema
Theridion currasavicum
Latrodectus mactans
Buthus australis

344 Seiten, Hardcover
ISBN 978-3-929911-18-3
Preis: 49,– €

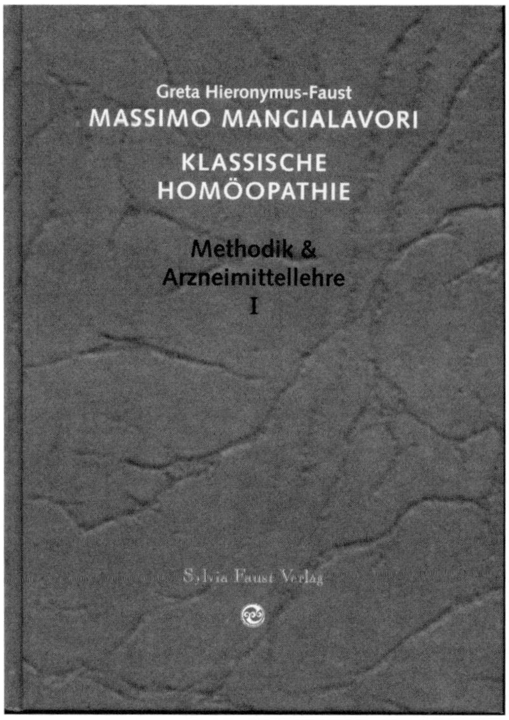

Massimo Mangialavori
Methodik & Arzneimittellehre
Bd. I

Systematisch und didaktisch klar beschreibt Massimo Mangialavori in seinem ersten Buch seine homöopathische Arbeit.
Anamnesetechnik, Fallinterpretation, Patientenführung während der Behandlung, interkurrente Erkrankungen und Evaluation des Therapieerfolges werden an sechs Fällen beispielhaft dargestellt.
Spezielles Gewicht legt Mangialavori auf seine moderne und ihm eigene Art der Arzneimittelforschung und -erarbeitung. Sie ist für ihn sehr typisch und der Schlüssel für seine außerordentliche Kenntnis vor allem der kleinen Arzneimittel.
Illustriert durch hervorragend dokumentierte Fälle oder beispielhaftes Arzneimittelstudium, führt uns der italienische Homöopath zu den folgenden Mitteln:
Alloxanum, Aranea diadema, Lac felinum, Latrodectus mactans, Mygale lasiodora, Phellandrium, Prunus spinosa, Psilocybe und Raphanus.

Computer ermöglichen es uns heute, auf immense Datenmengen schnell zuzugreifen. Gerade in der Homöopathie öffnen sich dadurch neue Dimensionen. Zusammen mit David Kent Warkentin zeigt der Autor, was mit den heutigen Programmen bereits möglich ist und was in Zukunft möglich sein wird. Die Homöopathie wird sich weitreichend verändern.

440 Seiten
Hardcover
ISBN 978-3-929911-07-7
Preis: 51,– €

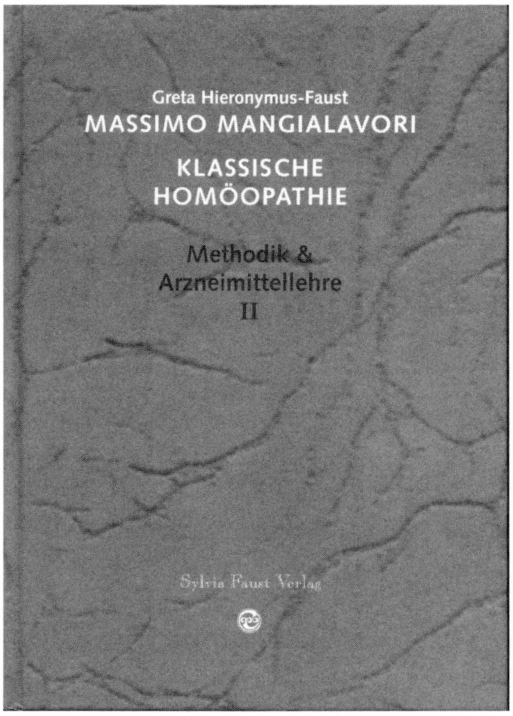

Massimo Mangialavori
Methodik & Arzneimittellehre
Bd. II

In seinem zweiten Buch über Methodik und Arzneimittellehre führt uns Massimo weiter in die Geheimnisse seiner Vorgehensweise ein. Er zeigt, wie man ein Arzneimittel, das in seiner Tiefe noch nicht bekannt ist, trotzdem erfolgreich verschreiben kann. Ein Schlüssel dazu sind die Familienähnlichkeiten der Arzneimittel. Durch den geheilten Patienten kommt Massimo zu dem neuen, jetzt in seiner Tiefe verständlichen Arzneimittelbild.
Anhand von zehn gut dokumentierten Fällen stellt er fünf Arzneimittel und ihre Differentialdiagnose vor und die Wege, wie er die Mittel findet. Eine stringente Folge des ersten Buches.
Besprochene Arzneimittelbilder und Fälle:

Calcarea silicata
Lapis albus
Buthus australis
Guajacum
Iris versicolor

320 Seiten
Hardcover
ISBN 978-3-929911-17-6
Preis: 51,– €

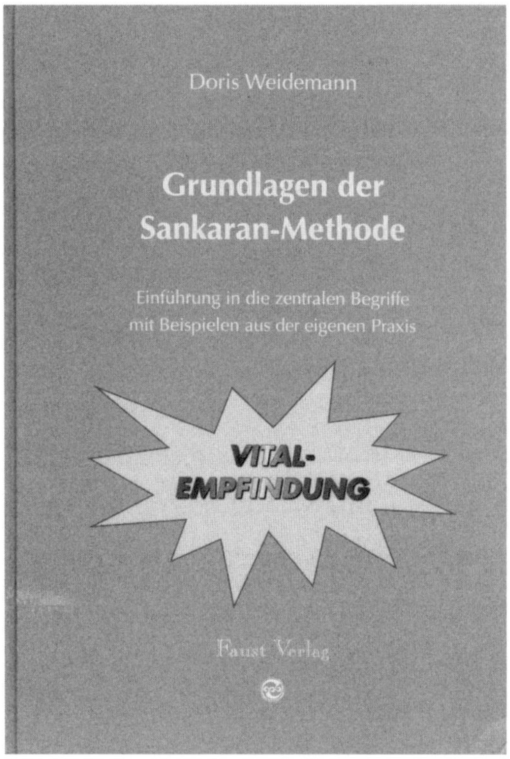

Doris Weidemann
Grundlagen der Sankaran-Methode

Dr. med. Doris Weidemann, langjährige Homöopathin aus Köln und erfahrene Dozentin für klassische Homöopathie erlernte die neue Sankaran-Methode direkt bei den führenden Initiatoren – Dr. Rajan Sankaran und Dr. Jayesh Shah. Begeistert eröffnete sie deutschen Homöopathen mit ihrem vielfach gehaltenen »Einführungs-Seminar in die Methode« den Einstieg. Aus den Seminaren entstand das vorliegende Buch. Dr. Rajan Sankaran konnte mit der Arbeit nach dieser neuen Methode sein Verständnis der Homöopathie vertiefen und seine Verschreibungen deutlich präzisieren. Nicht auf der Ebene der »emotions« oder der »delusions«, sondern auf der Empfindungsebene des Menschen liegt der Schlüssel zum homöopathischen Heilmittel. Die Vitalempfindung reflektiert sowohl die Energie der Ausgangssubstanz, die ein Patient als Heilmittel benötigt, als auch die seelischen und körperlichen Symptome, die die Verstimmung der Lebenskraft beim Patienten auslöst. Im Buch werden die zentralen Aspekte der Methode – Vitalempfindung, Miasmen, Naturreiche und Anamnesetechnik – übersichtlich, klar und mit mehrfarbigen Schautafeln illustriert vermittelt. Beispiele aus der eigenen Praxis und Hinweise für die Umsetzung ergänzen in wertvoller Weise. Informationen über die mineralischen Arzneimittel und die Systematik des Periodensystems im Blickwinkel der neuen Methode runden das Buch ab.

104 Seiten

Hardcover

ISBN: 978-3-929911-19-0

Preis: 39,90 €

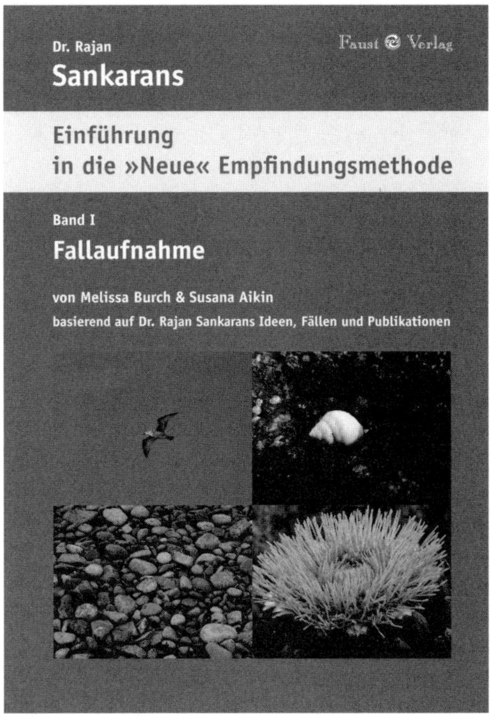

Melissa Burch

Susana Aikin

Dr. Rajan Sankarans Einführung in die „Neue" Empfindungsmethode

Bestellschein:

An
Faust-Verlag
Friedberger Str. 73
D 86161 Augsburg

Fax: + 49 8233 84 99 40
Mail: info@faustverlag.de

Alle Infos/Leseproben/Hörproben/Bestellmöglichkeit auch unter www.faustverlag.de

Hiermit bestelle ich verbindlich folgende, von mir angekreuzte Artikel.
Zusendung bei Lieferbarkeit. Der Versand erfolgt porto- und verpackungsfrei.

Burch/Aikin

__ Dr. Rajans Einf. in die „Neue" Empfindungsmethode

__ Band I - Fallaufnahme	24,90
__ Band II - Ebenen	24,90
__ Band III - Naturreiche	24,90
__ Band IV - Miasmen	24,90

Weidemann

__ Grundlagen der Sankaran-Methode	39,90

Mangialavori

__ Methodik & AML Band I	51,—
__ Methodik & AML Band II	51,—
__ Von der Tarantel gebissen	49,—

Vithoulkas

Essenzen homöopathischer Arzneimittel

__ Lesebuch	47,—
__ Hörbuch	89,—

Bitte in Druckbuchstaben oder Stempel!!

Name: ____________________ Vorname: ____________________

Titel: ____________________ Beruf: ____________________

Straße: ____________________

PLZ: __________ Ort: ____________________

Tel: __________ Fax: __________ Mail: __________

Unterschrift: ____________________